Personal Sanitario en Tiempos de Pandemia una Perspectiva Psicológica

Juan Moisés de la Serna

Editorial Tektime

2020

Prólogo

Después del éxito de acogida del libro titulado "Aspectos Psicológicos en Tiempos de Pandemia" en donde se abordan desde la perspectiva de la ciencia psicológica diversas cuestiones relacionadas con el impacto de la aparición del COVID-19 en la vida de los ciudadanos, y ante la insistencia en la solicitud de un texto centrado en el personal sanitario por parte de los lectores, es de ahí de donde ha surgido este libro.

La idea de este es ofrecer información actualizada sobre los aspectos psicológicos de los que se han venido a calificar como el primer frente de batalla contra el avance del COVID-19 desde una perspectiva de la psicología científica, para lo cual se hará referencia a las últimas publicaciones al respecto.

Una visión rigurosa y actualizada sobre las aportaciones de la ciencia de la psicología contado de forma accesible a todo el mundo, con la pretensión de ayudar a comprender el impacto emocional de esta situación entre el personal sanitario, así como las consecuencias presentes y futuras de la misma.

Homenaje

Aunque pueda ser una obviedad, hablar de personal sanitario es hacerlo de aquel que se encarga de la salud, ya sea física o mental, y dependiendo de cómo se establezca en cada país así la distinción entre profesiones y especialidades dentro de este ámbito sanitario.

Quizás la diferencia más notable en un hospital pueda ser entre el personal sanitario frente al no sanitario, encontrándose en este primer caso a los médicos, enfermeros y auxiliares; mientras que dentro de la categoría de los no sanitarios estarían incluidos el personal de gestión y administración, así como el de apoyo como celadores, los vigilantes e incluso el personal de limpieza, todos ellos imprescindibles para que un centro de salud más o menos grande funcione convenientemente.

La distinción anterior no es baladí sino que ha sido traída a colación, porque aunque el texto se centra en el personal sanitario en tiempos de pandemia, no hay que olvidar que este puede realizar su labor gracias a todo el equipo humano que le está dando apoyo y colaborando, siendo estos en ocasiones "invisibles" para pacientes y familiares, pero como se indica de importancia imprescindible (@UNICEF_CLM, 2020) (ver Ilustración 1).

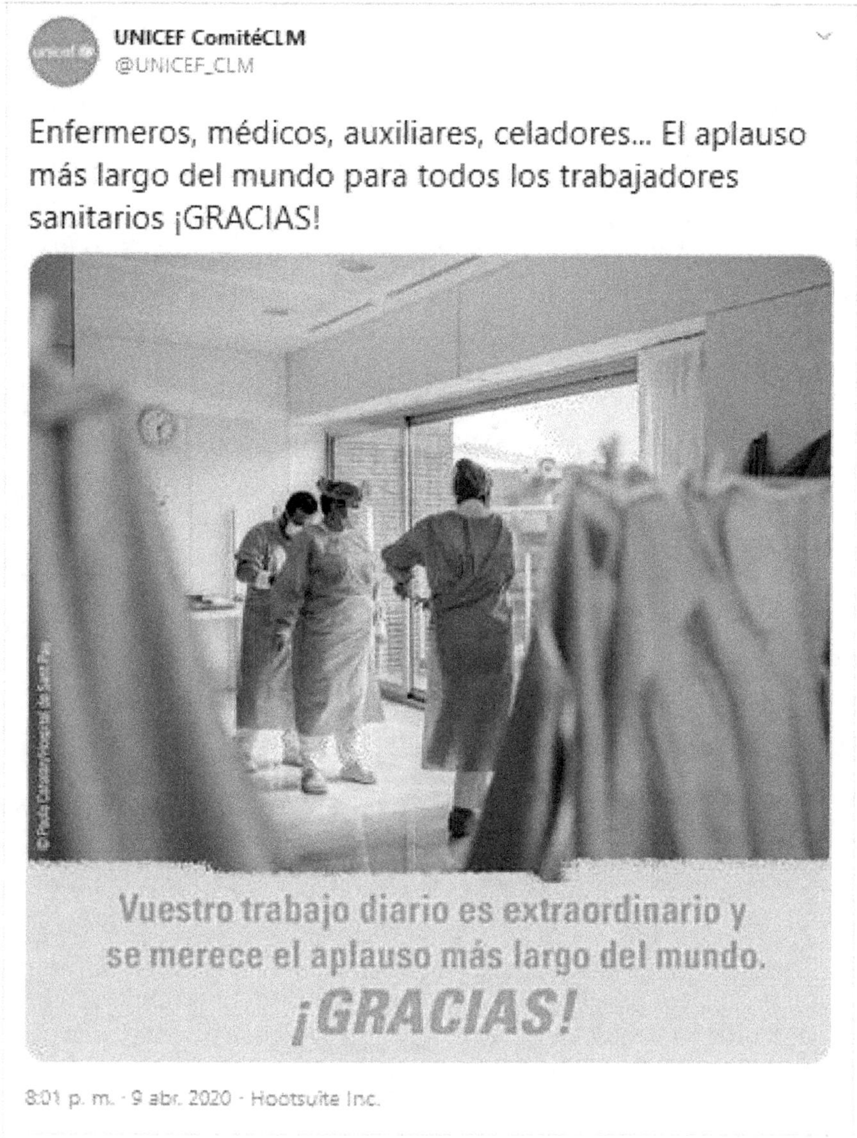

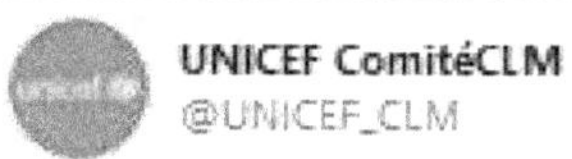

Ilustración 1 Tweet Agradecimiento Personal

Dedicado a mis padres

Capítulo I. Contextualizando

Antes de entrar en profundidad sobre el impacto psicológico y emocional del COVID-19 en el personal sanitario, hay que contextualizar esta obra en el marco de una pandemia que afecta de forma global y sin precedentes en la historia moderna, que ha ido poniendo en jaque a cada uno de los sistemas sanitarios a medida que ha afectado a la población.

A pesar de ver sus consecuencias en China, donde se inició, en ocasiones, no fue hasta que no se contabilizaron los primeros casos en el propio territorio cuando los gobiernos empezaron a tomar medidas al respecto.

Una cronología que apenas se ha iniciado hace unos meses y que ha ido afectando cada vez a más países, siendo los primeros casos importados, de ciudadanos provenientes de zonas afectadas, que sin saberlo han extendido el virus por todo el mundo.

Una situación frente a la que los gobiernos han tomado medidas diferentes, pero en todos los casos, la lucha para la erradicación del virus ha estado a cargo del personal sanitario aún a riesgo de su propia vida al atender a los pacientes que acudían requiriendo asistencia sanitaria en muchas ocasiones de urgencia.

La sanidad en el ámbito europeo

El personal sanitario puede diferenciarse según la categoría que se le da en cada país, por ejemplo, entre el personal médico y el de enfermería, profesionales que desempeñan funciones complementarias, pero cuyo porcentaje con respecto a la población varía en función del país europeo del que se esté hablando.

Así, y en el caso concreto de España este se encuentra por encima de la media europea en cuanto al número de profesionales médicos trabajando en la sanidad, siendo esta media en el 2019 de 3,6 por cada 1.000 habitantes; mientras que en el caso de las enfermeras España se sitúa por debajo de la media, cuyo porcentaje en el 2019 a nivel europeo fue de 8,5 por cada 1.000 habitantes.

Siendo Grecia, Austria y Portugal los países que cuentan con una ratio superior de médicos de la Unión Europea, y los que cuentan con una ratio inferior, Polonia, Rumanía e Inglaterra.

Con respecto al colectivo de enfermería entre los países con una ratio superior por cada 1.000 habitantes se encuentra Noruega, Islandia y Finlandia, mientras que los que tienen las ratios más reducidos de la unión europea son Grecia, Bulgaria y Lituania.

Así España se encontraría en el cuadrante de más médicos y menos enfermeros con respecto a la media europea (OECD/European Observatory on Health Systems and Policies, 2019) (ver Ilustración 2).

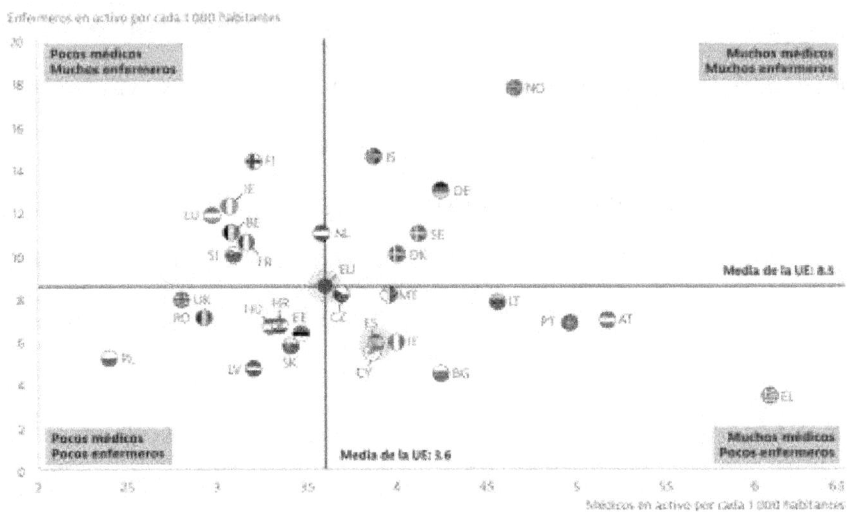

Ilustración 2 Personal Sanitario en Europa

Hay que aclarar para ofrecer una visión más próxima a la realidad que en el caso concreto de España, en donde se presenta una ratio inferior a la media europea de enfermeros, que esto no es debido a que falte personal, sino a que no están contabilizados los auxiliares de enfermería, a pesar de que en otros países de Europa se equiparen en funciones con los enfermeros.

Igualmente se informa que en el caso de Grecia y Portugal se contabiliza el número de médicos que tienen licencia para ejercer y no tanto los que trabajan en centro sanitarios, de ahí que su porcentaje esté por encima de la media europea.

Con esta primera aproximación se quiere ofrecer una panorámica general sobre el personal sanitario con el que contaba cada país y en concreto España, todo ello previo a la aparición del COVID-19, aspecto que es relevante en cuanto a que son los recursos humanos que van a estar combatiendo el avance de esta enfermedad, panorama que como se expondrá ha cambiado rápidamente en cuanto a disponibilidad y requerimiento de nuevos profesionales.

Lo que refleja las enormes diferencias existentes entre países de la unión europea, que en principio podría dar cuenta sobre una mayor o menor carga de trabajo que tendrá que sobrellevar dicho personal, así, cuantos más médicos y enfermeras por cada 100.000 habitantes, más fácil será la atención a la población, ya que contará con más recursos humanos, al menos así cabría pensarse antes de conocer algunos acontecimientos que han cambiado la realidad de este personal en cuestión de semanas.

Pero antes de avanzar comentar que también existen otros indicadores a tener en cuenta para conocer la "fortaleza" del sistema sanitario de cada país, así nos podemos fijar en cuanto al número de camas hospitalarias disponibles, así con datos del 2014 la media de la Unión Europea es de 372 camas por cada 100.000 habitantes, encontrándose España por debajo de la media con 242 camas (Eurostat, 2020) (ver Ilustración 3).

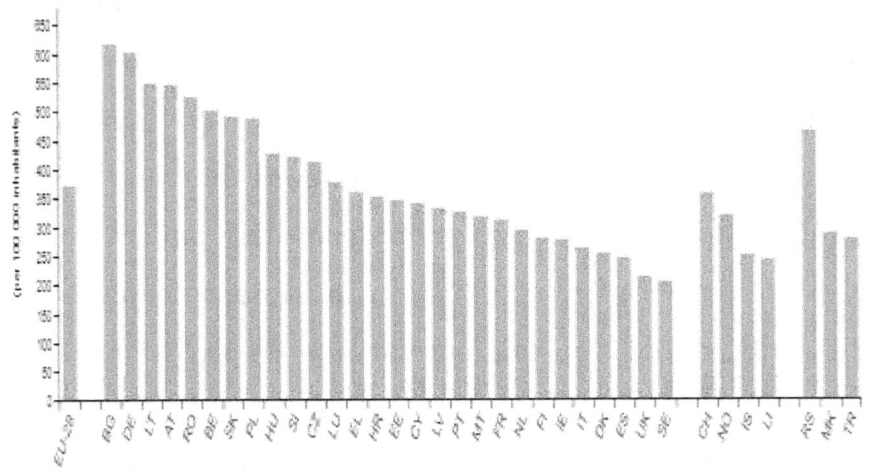

Ilustración 3 Camas disponibles por cada 100.000 habitantes

Los países con un mayor número de camas disponibles entre los años 2014 a 2015 fueron Bulgaria, Alemania y Lituania (con 616, 601 y 557 camas cada 100.000 habitantes respectivamente); mientras que los que disponían de menos camas fueron Suecia, Inglaterra y España (con 203, 211 y 242 camas cada 100.000 habitantes respectivamente)

Por tanto y basado en los datos anteriores se puede decir que los países de la unión europea que tienen más recursos personales y materiales para afrontar mejor una crisis sanitaria serían Grecia, Austria y Portugal por número de médicos; Noruega, Islandia y Finlandia por número de enfermeros; y Bulgaria, Alemania y Lituania por número de camas hospitalarias.

Y al contrario los que "peor" preparados para afrontar una crisis sanitaria serían Polonia, Rumanía e Inglaterra por número de médicos; Grecia, Bulgaria y Lituania por número de enfermeros; y Suecia, Inglaterra y España por número de camas disponibles.

En el caso concreto de España con respecto a la media de la Unión Europea se encontraría con más médicos que la media y menos enfermeros, teniendo en cuenta la salvedad señalada de que no se incluye en esta contabilización el personal auxiliar que igualmente desempeñan su función en los centros de salud (OECD/European Observatory on Health Systems and Policies, 2019).

Con respecto al criterio de camas disponibles por cada 100.000 habitantes a fecha del 2015 España estaba por debajo de la media en concreto con un 43% menos de camas disponibles por cada 100.000 habitantes (O.M.S., 2020a).

Si bien lo anterior no nos permite establecer distinciones en cuanto a criterios de eficiencia, calidad de la atención ofrecida, facilidad en el acceso o satisfacción de los usuarios con respecto al servicio hospitalario de cada país y en concreto de España, sí ofrece una panorámica de la fortaleza o debilidad en función de los recursos materiales y humanos disponibles previos a la aparición de la crisis sanitaria mundial.

Con respecto a la calidad asistencial, hay que tener en cuenta que cuando una persona está hospitalizada, ya sea por una próxima operación o para recuperarse de un traumatismo o intervención, en estos casos los pacientes suelen permanecer días e incluso semanas en el hospital. En este "corto" espacio de tiempo, va a recibir la "visita" del personal sanitario, que incluye al médico quien supervisa el progreso del paciente.

Si bien es cierto que la atención puede ser buena en el hospital en ocasiones los pacientes y familiares se pueden llegar a quejar de la "frialdad" de su personal, ya que estos cumplen con su función, pero a veces interactuando lo menos posible con el paciente o sus familiares.

Una situación que se ha visto como innecesaria y en algunos casos hasta perjudicial para el buen funcionamiento del hospital, donde se suelen priorizar los aspectos de la recuperación física del paciente por encima de los emocionales.

A pesar de lo cual, en algunos centros de salud se trabaja estrechamente con los psicólogos clínicos, quienes entrenan al personal sanitario a relacionar y comunicarse adecuadamente con los pacientes.

Sobre todo, cuando se tienen que dar "malas noticias", donde hay que tener especial cuidado al decirlo, y saber cómo atender las reacciones de los pacientes, que pueden ir desde un rápido decaimiento del estado de ánimo, hasta un brote de ira.

Pero si bien es cierto que saberse comunicar es importante, no es suficiente para una relación de calidad médico-paciente, entonces, ¿qué se tendría que hacer para mejorar la atención al paciente?

Esto es lo que ha tratado de responderse con un estudio realizado desde el Centro de Investigación de Atención de Enfermería, de la Escuela de Enfermería y Partería, junto con el Hospital el Firoozgar de la Universidad de Ciencias Médicas de Irán; el Centro de Investigación y Medicina Cardiovascular Rajaie de la Universidad de Ciencias Médicas de Irán; y la Universidad de Ciencias Médicas el Teherán (Irán) (Khaleghparast et al., 2016).

El estudio fue de tipo cualitativo donde se entrevistó a 51 usuarios de hospitales, entre pacientes, familiares y personal sanitario.

El tema de la entrevista semiestructurada versaba sobre las políticas de visitas médicas del centro, prestando especial atención a la comparación entre políticas restrictivas y políticas abiertas.

Las primeras, las políticas restrictivas de atención al paciente se rigen por un planning prestablecido de visita del personal sanitario, en donde se fija tanto la hora de visita, así como el tiempo de esta.

En las segundas, en las políticas abiertas de atención al paciente, no existe un horario de visitas, ni una restricción en el tiempo que pasa con el paciente.

Las respuestas de los tres colectivos, pacientes, familiares y personal sanitario fueron categorizadas para poderse analizar; así sobre las políticas restrictivas los resultados muestran como ventajas que evita el caos; garantiza las visitas médicas incluso a pacientes que no quieren visitas; controla las infecciones; ofrecen regularidad y estabilidad al personal; y como desventajas, falta de "conexión" emocional; falta de información sobre el estado del paciente; y un tiempo de la visita del profesional limitado.

Con respecto a las políticas abiertas los resultados indican como ventajas que reduce el estrés y aumenta la seguridad de los pacientes; ayuda a la familia a la atención primaria del paciente; proporciona educación a pacientes y familiares; se crea un mejor clima en la relación médico-paciente; y como desventajas la violación de la privacidad del paciente e interferencia en el tratamiento

Tal y como señalan los autores, se requiere de nueva investigación antes de poder extraer conclusiones al respecto, debido principalmente al escaso número de participantes en el estudio y a la metodología cualitativa empleada. A pesar de ello hay que resaltar que las políticas restrictivas garantizan la visita del médico una vez al día; algo que tanto para pacientes como familiares se percibe como insuficiente. Igualmente, el personal sanitario se siente más cómodo con las políticas abiertas, ya que sin perder la profesionalidad pueden ofrecer una atención al paciente más personalizada y de calidad.

A pesar de las ventajas expuestas de uno u otro sistema, hay que tener en cuenta que la aplicación de estos resultados a un centro de salud va a depender mucho de su tamaño, así las políticas abiertas parecen más indicadas para un centro de salud de tamaño mediano o pequeño; donde el personal puede tener "tiempo de calidad" con sus pacientes, sin necesidad de cumplir un estricto horario, mientras que en centros de tamaño más grandes, donde el número de pacientes por médico es elevado, El mejor sistema sería el de políticas restrictivas, donde se garantiza un mínimo de atención a todos los pacientes.

A pesar de lo cual, se podría destacar la demanda tanto por parte de los pacientes como de sus familiares sobre que el personal sanitario no pierda la "calidez" de las relaciones humanas en sus visitas, ya sean estas restrictivas o abiertas.

Es decir, y recuperando la idea de este apartado, lo que se han presentado son los datos en cuanto a los recursos humanos del personal sanitario, médicos y enfermeras, así como de los recursos materiales considerados estos como el número de camas disponibles, no atendiéndose a otras características en cuanto a la calidad asistencial o qué tan modernos son los equipos tecnológicos.

Para conocer estos aspectos, se ha de recurrir al Health Consumer Powerhouse Ltd quien publica anualmente el Euro Health Consumer Index donde se tienen en cuenta 46 indicadores que incluyen áreas como los derechos del paciente o la información recibida, estableciendo a partir de ello un ranking de los sistemas de salud en Europa, siendo los que mejores puntuaciones obtuvieron en el 2018 Suiza, Países Bajos y Noruega; y los peores Albania, Rumanía y Hungría (Health Consumer Powerhouse Ltd, 2018) (ver Ilustración 4).

Aún y con todos los datos presentados, no se puede establecer a priori qué país aguantará mejor una crisis sanitaria, ya que en estas circunstancias puede que tengan una mayor relevancia los recursos disponibles en cuanto a personal y número de camas, frente a los resultados en cuanto a la satisfacción con los derechos del paciente o información que este recibe.

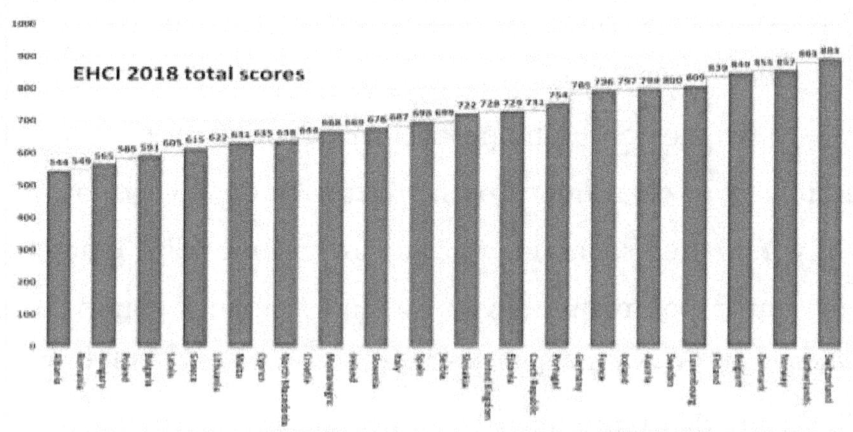

Ilustración 4 Ranking Sistema Salud Europa

Además y junto con lo anterior hay que tener en cuenta que los gobiernos van implementando una serie de medidas que hacen que el número de pacientes atendidos lleguen escalonadamente o no a los servicios sanitarios, de manera que una avance "controlado" de una enfermedad puede ser atendida adecuadamente por una sanidad con recursos "ajustados", mientras que un "pico" de contagio y por ende de pacientes que requieren hospitalización puede provocar el colapso de cualquier sistema sanitario, por muy preparado que esté.

Sobre el COVID-19

A pesar de que se trata de un virus nuevo, ya se sabe bastante sobre el COVID-19, empezando por la familia a la que pertenece y las características de este Coronavirus (@CSIC, 2020) (ver

Ilustración 5)

Información que ha podido ser descubierta gracias a la implicación de numerosos laboratorios de investigación y universidades repartidos alrededor del mundo, y además de contar por primera vez con la secuencia genética del virus cedido en abierto por China como forma de estimular la búsqueda de una cura.

Estos dos factores han permitido que actualmente se estén realizando distintos ensayos a lo largo del mundo para tratar de conocer cómo combatir su avance y sobre todo para reducir la tasa de fallecidos.

Desde la propia O.M.S. se ofrecen respuestas sobre qué es el COVID-19, cuáles son sus síntomas, cómo se propaga, o cuál es la tasa de recuperación y de fallecimiento entre los contagiados entre otras (O.M.S., 2020b).

Pero a pesar de ello hoy en día se siguen investigando diversos aspectos para lo que todavía no se tiene respuesta, sobre todo en lo relativo a un tratamiento eficaz tanto de

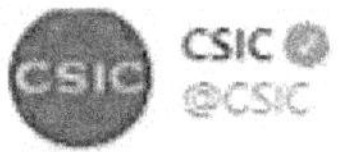

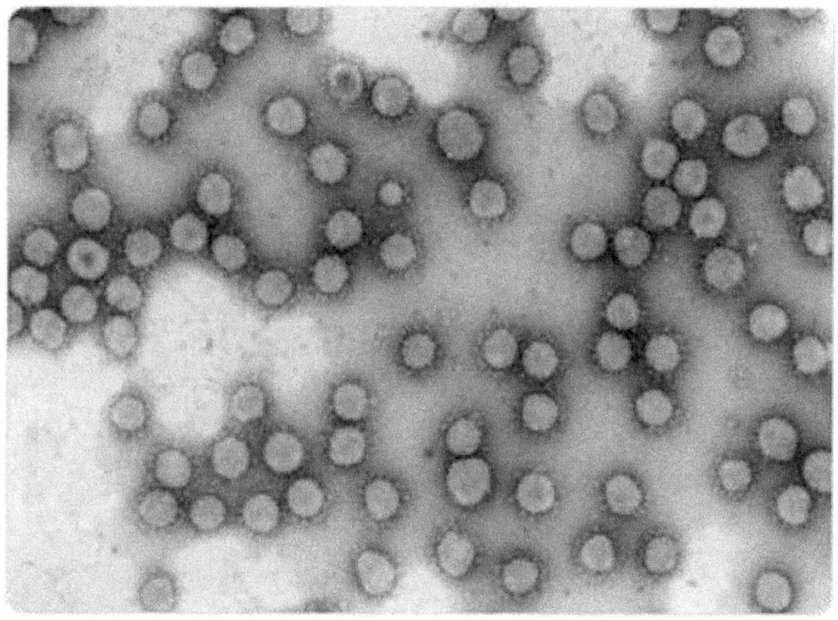

tipo preventivo como para reducir las consecuencias de la enfermedad.

Ilustración 5. Tweet Imagen del COVID.19

La denominación del COVID-19

Uno de los problemas de los psicólogos sociales es conseguir la fidelidad de los clientes a una marca, siendo esta la que usamos para identificar a una determinada persona, producto o empresa.

Normalmente cuando pensamos en una compañía como Coca-Cola, McDonald o Ikea, lo solemos hacer con respecto a los productos que venden. Si nos fijamos en otras marcas como U.P.S., Iberia o Microsoft lo hacemos sobre los servicios que ofrecen.

Algo que va a influir decisivamente en la adquisición del producto o servicio en cuestión, ya no sólo basado en nuestro propio criterio, si no en la influencia de la opinión de los demás y de los medios de comunicación a través de la publicidad.

Igualmente, cuando pensamos en Stephen Hawking, Barack Obama o Rafael Nadal ya no lo hacemos ni en productos ni en servicios, si no por su Personal Branding o marca personal que han desarrollado gracias a sus carreras científicas, políticas o deportivas respectivamente, es decir, se van asociando aspectos emocionales a la marca, la cual puede ir ligada a una persona, empresa e incluso localidad.

Pues lo mismo pasa cuando se ha de denominar a las "desgracias", tal y como sucede a la hora de designar a los ciclones tropicales que anualmente castigan buena parte del Caribe y Norteamérica.

Según informa la Organización Mundial de Meteorología (World Meteorological Organization, 2020), estos nombres siguen unos listados preestablecidos que van rotándose, quedando en el recuerdo de muchos los efectos del huracán Katrina del 2005 o de Ike del 2008.

Luego en principio estos nombres no guardan ninguna relación con la fecha en la que se produce, la violencia o las zonas más afectadas, entre estos los hay en inglés o español (por ejemplo, Barry o Gonzalo respectivamente), masculinos o femeninos (por ejemplo, Lorenzo o Laura respectivamente), pero ¿tiene alguna incidencia en la población la denominación de los ciclones tropicales?

Esto es lo que se ha tratado de averiguar con una investigación realizada desde el Departamento de Administración y Empresas; junto con el Departamento de Psicología, del Instituto de Investigación de Comunicaciones y el Laboratorio de Investigación de Encuestas sobre la Mujer y Género de la Universidad de Illinois; junto con el Departamento de Estadística de la Universidad Estatal de Arizona (EE.UU.) (Jung, Shavitt, Viswanathan, & Hilbe, 2014).

En el estudio se analizaron las consecuencias climáticas de los huracanes en EE. UU. durante las últimas seis décadas diferenciándolos en función del nombre masculino y femenino, encontrando primeramente que aquellos que tenían nombres femeninos habían sido los que habían conllevado mayores efectos destructivos y de fallecimientos entre la población.

Hay que recordar que la lista de nombres está prefijada y que su asignación es consecutiva, por lo que a priori no existe ninguna relación entre el género del nombre y su violencia, por ello lo más sorprendente del estudio es que pasaron una lista de nombres de huracanes, 5 masculinos y 5 femeninos a 346 participantes, para que valorasen mediante escala tipo Likert de 1 a 7 hasta qué punto consideraban violento cada uno de los huracanes de la lista.

Los resultados muestran que los huracanes de nombres masculinos tendían a valorarse como más destructivos que los de nombre femenino, independientemente del género de los participantes.

Lo que permitió entender por qué en ocasiones ante los avisos de las autoridades se suele hacer más o menos caso en cuanto a prevención se refiere, por ejemplo, simplemente porque el nombre asignado sea masculino o femenino.

En cambio, la denominación de las enfermedades en el ámbito de la salud suele indicarse con unas siglas que guardan relación con alguna característica identificativa del sitio, síntomas o consecuencias.

Así y dentro de la familia de los coronavirus han existido con anterioridad diversos brotes como en el caso del SARS-CoV surgido en China en el 2002 cuyas siglas se corresponden al Coronavirus del Síndrome Respiratorio Agudo Grave y que hace referencia a su sintomatología; el MERS-CoV que surgió en Arabia Saudita en el 2012 y cuyas iniciales en inglés hacen referencia al Coronavirus del Síndrome Respiratorio de Oriente Medio, en donde se describe la sintomatología y la localización; y el COVID-19 surgido en el 2019 en China cuyas siglas en inglés hacen referencia a la Enfermedad del Coronavirus del 2019, sin hacer ninguna indicación a la sintomatología ni a la localidad en donde surgió.

Hay que tener en cuenta que el término de COVID-19 no ha sido el primero en emplearse para esta enfermedad sino que ha sido un cambio introducido casi dos meses después de que surgiese el primer caso notificado a la O.M.S., lo que ha llevado a algunos a plantear que las motivaciones de modificarlo incorporando un nombre "oficial" podría haber sido realizado para evitar las consecuencias económicas negativas que conlleva asociar un tipo de enfermedad con una región o población (@radioyskl, 2020) (ver

Ilustración 6).

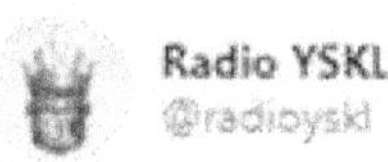

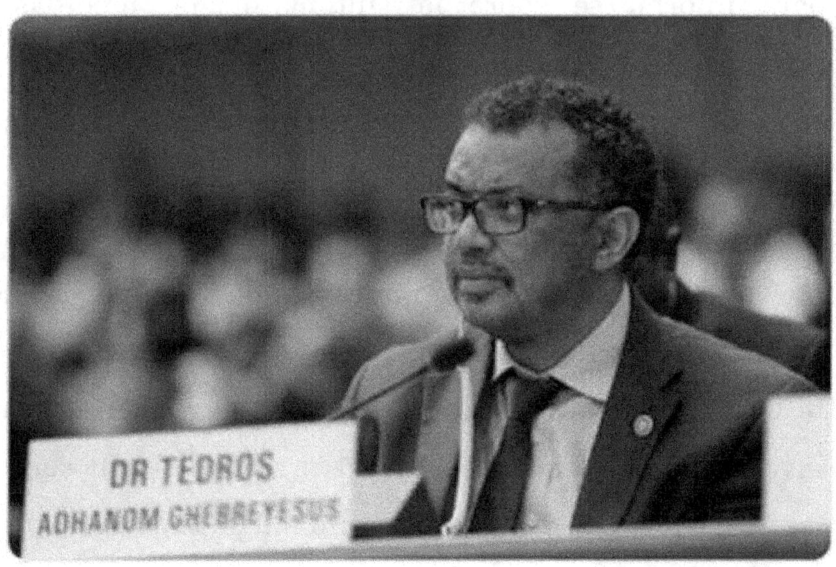

Ilustración 6. Tweet Denominación del COVID-19

De esta forma se pretendería eliminar las denominaciones de "virus de China" o "virus de Wuhan", términos que apuntan directamente al foco del origen de la infección.

Una deferencia hacia China que algunos profesionales de la salud denuncian, por no haberse tenido la misma consideración con otras poblaciones como en el caso del Coronavirus del Síndrome Respiratorio de Oriente Medio.

A pesar de que se haya dado una denominación oficial de COVID-19, la población ha seguido usando las denominaciones de Virus y especialmente Coronavirus para informarse sobre la sintomatología, medidas de prevención o extensión de la enfermedad, y aunque todavía es pronto para comprender el motivo por el que ha "fallado" la denominación oficial.

Hay que tener en cuenta que para crear una marca nueva y conseguir que se adhieran a ella se han de atender a una serie de variables, tal y como se ha analizado desde la Universidad de Taylor (Malasia) (Poon, 2016) con una investigación donde se ha tratado de conocer las motivaciones del éxito de determinadas marcas frente al resto, para ello se seleccionaron una lista de cincuenta productos de uso diario más vendido, de las dos principales empresas comercializadoras, para comprobar los efectos de la marca.

Después de analizar los mensajes, panfletos y publicidad que sobre esas dos marcas se difunden por los medios de comunicación y por las redes, se encontró mediante la aplicación del análisis textual y el método interpretativo, que estas marcas se sustentaban sobre dos pilares para mantener la fidelidad de sus clientes.

El primero de ellos, es la capacidad de generar emociones positivas; y el segundo fue, el de la estética de la honestidad, es decir, parecer que el producto en realidad sirve para lo que indica, manteniendo los estándares de calidad publicitados.

Con respecto a la credibilidad de la O.M.S., indicar que según la encuesta realizada por WIN/Gallup International (O.N.U., 2014), este organismo junto con UNICEF son las agencias internacionales mejor valoradas a nivel mundial mostrándose cómo el 72% de los entrevistados tenían buena opinión de estos organismos.

Por lo que se esperaría que los ciudadanos poco a poco vayan adoptando este último nombre teniendo en cuenta el desfase que se produjo entre el anuncio de su denominación oficial realizado el 11 de febrero del 2020 (ver Ilustración 6), mientras que la preocupación a nivel mundial se inició casi un mes antes, el 20 de enero del 2020, a su vez, casi un mes después de que se reportara el primer caso el 31 de diciembre del 2019.

La evolución de la pandemia

A pesar de que las circunstancias son recientes y no permiten analizar la información con cierta perspectiva, a continuación, se presenta una pequeña secuencia de fechas y datos con respecto a la pandemia actual haciendo hincapié en cuanto a la información sobre el personal sanitario se refiere, primero de forma general y luego específica en España.

Así hay que comentar que el nuevo coronavirus 2019 (n-CoV) como se le denominó inicialmente, también conocido como "virus de China" o "virus de Wuhan" que es como se llama la provincia China donde se inició el contagio, siendo su nombre oficial COVID-19 según declaraciones de la O.M.S. de 11 de febrero del 2020.

Si bien el primer caso declarado de COVID-19 fue a finales de diciembre en China, algunas investigaciones señalan que con anterioridad ya se habían producido diversos casos los cuales no habían sido reportados a la O.M.S. Igualmente, se ha llegado a criticar sobre la tardía declaración de pandemia por parte de este organismo realizada en ese mismo día 11 de marzo del 2020, cuando ya en el mundo había más de 1.000.000 de contagiados (@radio_angelica, 2020) (ver Ilustración 7).

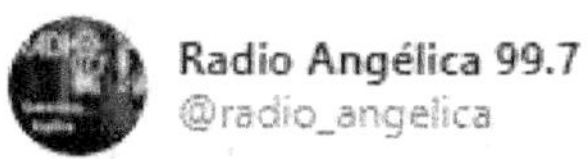

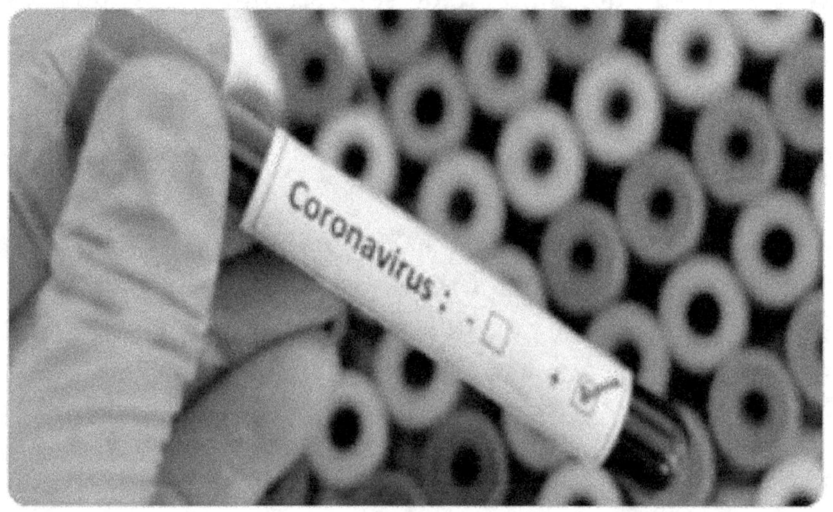

Ilustración 7 Tweet Declaración de Pandemia

Un virus, desconocido hasta ese momento, que poco a poco fue extendiéndose, pero de cuya importancia solo parecía que eran conscientes el personal sanitario, así la población hasta que no vio las medidas que se iban adoptando por los distintos gobiernos, estaban "tranquilos" confiando en las bonanzas de su propio sistema sanitario.

Quizás la medida más "drástica" e impopular adoptada poco a poco por la mayoría de los países a medida que se detectaban personas contagiadas por el virus entre sus ciudadanos ha sido el del confinamiento en el propio domicilio cuando así se requiere, donde la persona debe de evitar salir a la calle y hacerlo únicamente en caso justificado ya que, si no puede ser detenido y llevado preso, o recibir una fuerte multa por ello.

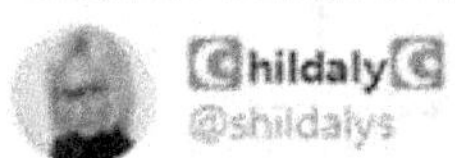

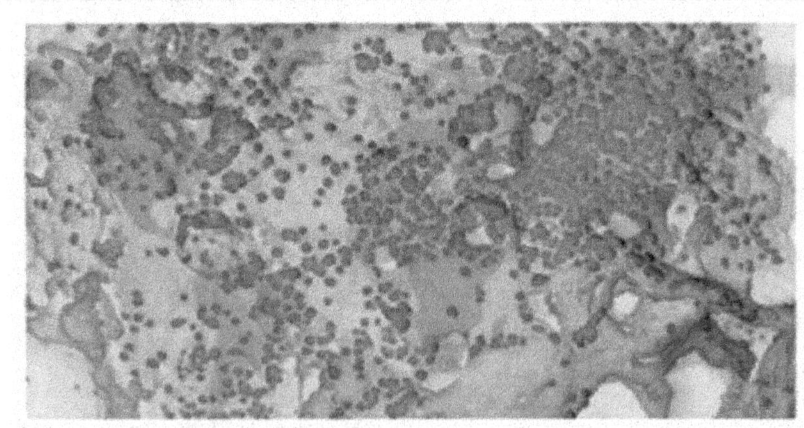

Ilustración 8 Tweet sobre la cuarentena en China

Práctica del confinamiento que se inició por primera vez en China y para asombro del mundo, donde quedó recluida en sus casas buena parte de la población de la provincia de Hubei, en donde se encuentra Wuhan, la ciudad en donde se produjo el brote.

Un confinamiento que afectó de la noche a la mañana a millones de ciudadanos, algo que hasta ese momento se pensaría que era imposible por la cantidad de personas que supone, decisión que fue adoptada el 24 de enero del 2020 (@shildalys, 2020) (ver Ilustración 8).

Decisión polémica en cuanto a la limitación que supone con respecto a los derechos individuales de movimiento e incluso de trabajo, pero que es necesario adoptar en tiempos de crisis de salud si se piensa en el bien de la colectividad, realizado con la finalidad de detener la propagación de la enfermedad entre la ciudadanía.

Aspecto no siempre comprendido por la población que queda confinada, de ahí que desde los gobiernos se hayan invertido millones en campañas de publicidad a través de los medios de comunicación y las redes sociales para "modificar" la visión sobre esta medida restrictiva, como necesaria en base a las circunstancias que se están viviendo en ese momento.

Con posterioridad a la decisión adoptada por China y basado en el creciente número de casos que se empezaban a detectar, Italia llevó a cabo las mismas medidas restrictivas en cuanto a movimiento se refiere en algunas de las regiones del norte, decisión adoptada el día 7 de marzo del 2020, pasando a continuación la medida a todo el país, y de ahí en prevención de los efectos de las consecuencias del COVID-19, cada país ha ido adoptando medidas similares, decidiendo en cada caso el cierre parcial o total de las actividades no esenciales, o cerrando literalmente el país para evitar que los extranjeros "contagiados" puedan traer la enfermedad (@Renzo_Utili, 2020) (ver Ilustración 9).

En el caso concreto de España el primer contagio se produjo el 31 de enero del 2020 proveniente de un ciudadano extranjero.

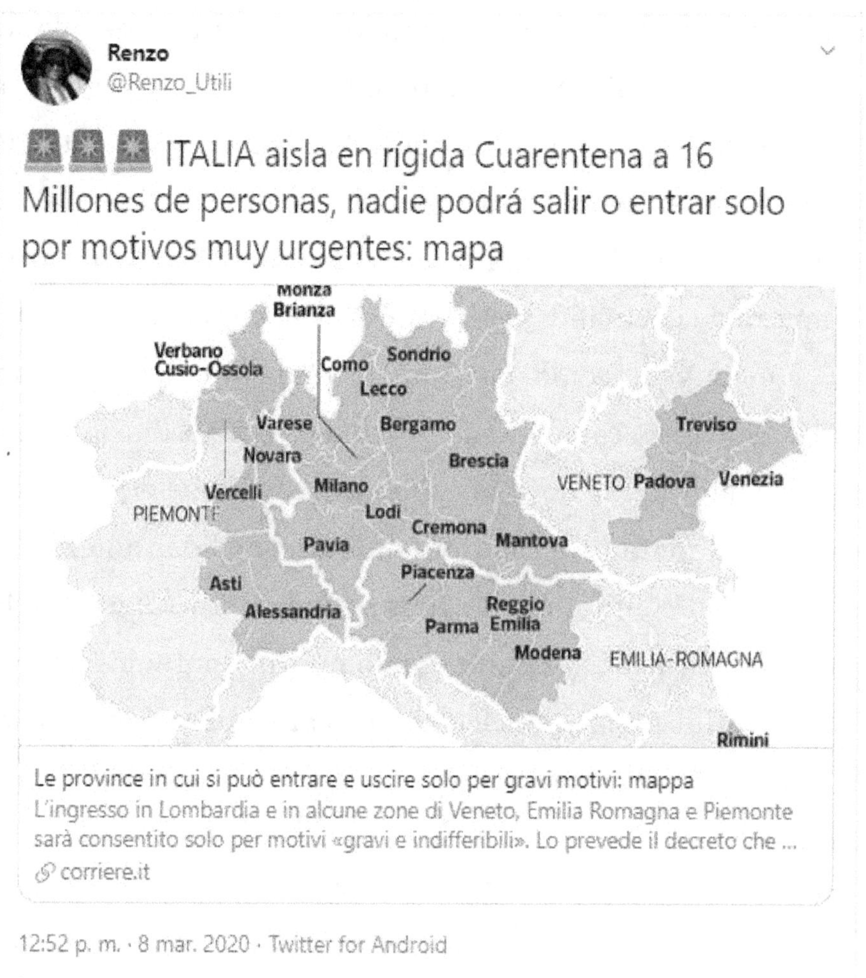

Ilustración 9 Tweet sobre la cuarentena de Italia

Situación que ha requerido que el gobierno haya tenido que ir tomando medidas en cuanto el número de contagiados y fallecidos ha ido aumentando, tal es así que España ha pasado a ser considerado uno de los principales focos de contagio después de China e Italia.

Siendo el 14 de marzo cuando se decretó el estado de alarma y con ello el confinamiento de la mayoría de la población en sus domicilios, estando exenta de esta medida el personal esencial, entre ellos los cuerpos y fuerzas de seguridad, aquellos implicados en el abastecimiento o la limpieza de la ciudad, y por supuesto, el personal sanitario.

l cual veía cómo su familia tenía que permanecer confinada en su casa mientras debía de acudir diariamente a su trabajo donde no sabía si podría contagiarse y con ello exponer al contagio a su familia. Varias medidas adoptadas como la del confinamiento han servido para ralentizar la evolución en cuanto al número de nuevos contagios, lo que ha permitido en muchas localidades prevenir el colapso del sistema sanitario (Instituto de Salud Carlos III, 2020) (ver Ilustración 10).

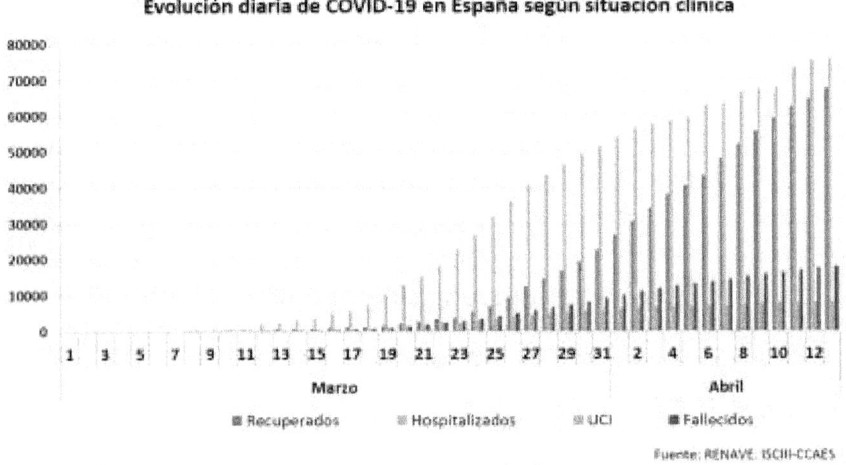

Ilustración 10 Evolución de la Curva en España

Para ejemplificar esta realidad que se está viviendo por parte de los profesionales de la salud dentro de esta lucha contra las consecuencias del COVID-19 a continuación transcribo un documento invaluable desde mi punto de vista, ya que ha sido el testimonio de un profesional que a modo de "Parte de guerra" en sus propias palabras ha ido recogiendo el día a día de cómo los profesionales de la salud han tenido que hacer frente a esta pandemia.

Un texto escrito por D. Juan Abarca Cidon, doctor en Medicina y Cirugía por la Universidad San Pablo-CEU, actualmente desempeñándose como Presidente de HM Hospitales y su director general, además de ser el presidente de la Fundación IDIS (Instituto para el Desarrollo e Integración de la Sanidad); y el vicepresidente de la Asociación Española de Derecho Sanitario; quien además ha sido durante siete años miembro de la comisión permanente del Consejo Asesor del Ministerio de Sanidad.

Así, día a día ha ido publicando y compartiendo esta vivencia a través de las redes sociales para dar a conocer la realidad de la lucha de los profesionales sanitarios desde una perspectiva única.

Un documento que paso a compartir con la autorización del autor y que refleja la evolución de la pandemia y sus efectos tanto en los pacientes como entre los sanitarios.

Las siguientes publicaciones han sido extraídas por su representatividad y se presentan de forma ordenadas por fechas tal y como las ha ido escribiendo el Dr. Juan Abarca Cidon (Abarca Cidon, 2020g, 2020c, 2020j, 2020l, 2020k, 2020b, 2020m, 2020a, 2020i, 2020d, 2020h, 2020e, 2020f).

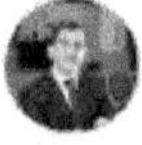

Juan Abarca Cidon · 2°
Presidente en HM Hospitales
1m ·

Parte de guerra contra el coronavirus en HM en Madrid a dia 11 de marzo del 2020. Ingresados confirmados 25 pacientes, 3 en UCI, mas de 30 pacientes pendientes de confirmacion. Decenas de urgencias con síntomas compatibles. Empieza a disminuir la actividad programada de consultas y pruebas diagnosticas y empezamos a redistribuir cirugias programadas para hacer sitio para lo que esta por venir. Profesionales aislados mas de 20.
Existe riesgo de falta de suministro de determinados productos fungibles para la proteccion de los trabajadores.
El personal de HM increible... su disposicion y actitud. Lo que haga falta. Ahora es cuando se nota y se percibe lo que vale nuestra profesion porque lo primero es el paciente y la gente esta asustada..
Hay que tomarse esto en serio y ser cuidadosos con los contactos y restrictivos con las medidas.
Seguimos...

Vedi traduzione

 1.098 · 61 commenti

Ilustración 11 LinkedIn Parte de guerra contra el coronavirus en HM en Madrid a día 11 de marzo del 2020

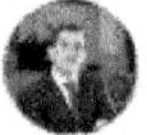

Juan Abarca Cidon · 2°
Presidente en HM Hospitales
1m ·

Parte de guerra contra el coronavirus en HM hospitales del dia 12 de marzo..
Nos hemos acostado en Madrid con 38 casos ingresados positivos, 4 de ellos graves, y unas cuantas decenas de casos pendientes de confirmar. La actividad ambulante ha bajado a la mitad y, tanto nosotros como otros grupos hospitalarios, hemos empezado a disminuir la actividad quirugica programada y a reconducir cirugias para dejar espacio a mas enfermos (quien dijo que priorizabamos el dinero?)
Seguimos con problemas preocupantes de material fungible para la proteccion del personal que estamos en vias de solucionar con la Comunidad de Madrid. Por cierto y mas alla de ideologia, chapeau a la Consejeria por su coordinacion y liderazgo para la que esta cayendo.
Ayer hemos comprado 15 respiradores para mas pacientes graves.
En otros territorios se sigue haciendo cargo salud publica y los servicios publicos pero se empieza a notar la presion y sera cuestion de dias que nos necesiten. Aqui estamos.
Nuestros profesionales trabajando a destajo con una actitud admirable por que lo mas importante es ayudar a nuestra gente. Somos unos grandes afortunados de poder ayudar asi.
No hay que asustarse pero si ser prudentes y hacer caso a las recomendaciones. Esta viniendo todo de golpe.
Seguimos

Vedi traduzione

 1.271 · 71 commenti

Ilustración 12 LinkedIn Parte de guerra contra el coronavirus en HM hospitales del día 12 de marzo. LinkedIn

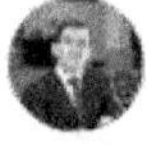

Juan Abarca Cidon · 2°
Presidente en HM Hospitales
1m ·

Buenos dias del domingo 15 de marzo. Ayer acabamos en HM, en Madrid, con mas de 80 pacientes ingresados bajo cobertura de las aseguradoras, varios muy malitos, y varias decenas de pacientes pendientes de confirmacion. Seguimos pendientes, que el sector publico, cuando quiera nos traslade pacientes si lo necesita. 100% dispuestos.
Fuera de Madrid, empiezan a llegar los primeros pacientes. Igual de dispuestos para lo que sea necesario.
Muchas gracias por vuestros mensajes de apoyo que son para nuestra trabajador@s que, sin perder las ganas ni la sonrisa, conscientes de la gravedad de la situacion siguen al pide del cañon, moviendose entre hospitales, reforzando turnos o haciendo lo que se necesite. Asi se lo traslado.
Creo que todos vamos tomando la medida a lo que esta ocurriendo y que hay que tomarse muy en serio impedir que el virus se propague mas. El 85% de la gente no lo va a notar pero, es muy contagioso y eso hace que venga "todo" de golpe.
Seguimos adaptando nuestras instalaciones para acoger el peor es escenario posible. Y seguimos pidiendo, estamos todos igual en esto, que nos suministren equipos de proteccion... que los saquen de donde sea...
Gracias.... seguimos... esto pasara seguro. Hay que estar tranquilos.

Vedi traduzione

Ilustración 13 LinkedIn Buenos días del domingo 15 de marzo

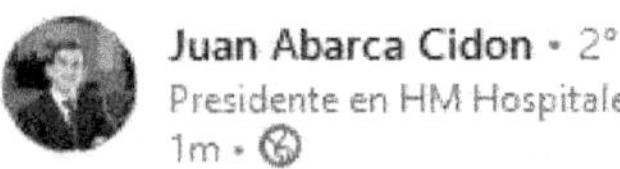

Juan Abarca Cidon · 2°
Presidente en HM Hospitales
1m · 🌐

Un dia mas en la guerra contra el CV en HM. Posiblemente, hoy dia 17-03, sera el mejor dia de los proximos que vayan a venir porque esto se complica cada vez mas. En Madrid ayer 110 positivos, 17 de ellos en UCI y casi 60 pendientes de confirmacion. Han empezado a mandar pacientes a la UCI desde los centros publicos. Estamos haciendo boxes de Uci en diversos hospitales para lo que va a venir. Todo el personal totalmente volcado con los pacientes y sus familiares... es muy emocionante la verdad. Seguimos racionando el material de proteccion de los trabajadores.
Fuera de Madrid tambien empieza el movimiento. En HM Delfos ayer 14 pacientes sospechosos y en Galicia y Leon empiezan a llegar tambien pacientea.
Toda la actividad programada esta detenida desde hace dias, pero si necesitais algo urgente desde el punto de asistencial, por supuesto seguimos a vuestra disposicion (https://lnkd.in/gEK2QTr). Es importante no ponerse malo de otras cosas, por favor, y esto va a durar mas de 15 dias ... ya os lo garantizo.
Quedate en casa.. sera la unica forma de poder contener la demanda... y muchas gracias por vuestro apoyo. Entre todos saldremos de esta mucho mas reforzados.

Vedi traduzione

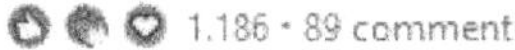 1.186 · 89 commenti

Ilustración 14 LinkedIn Un día más en la guerra contra el CV en HM. Posiblemente, hoy día 17-03

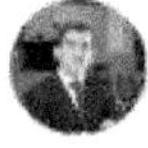

Juan Abarca Cidon · 2°
Presidente en HM Hospitales
1m ·

Buenos dias. Seguimos con nuestras cronicas de la guerra contra el CV en HM hospitales.

Hoy es 18 de marzo y ayer ha empezado la explosion de casos que no sabemos hasta donde nos llevara. En Madrid ayer ya teniamos mas de 160 pacientes positivos, 25 de ellos malitos en la UCI y ya hemos empezado a acoger pacientes de la Sanidad publica. El gran problema de esta epidemia, ademas de su alta contagiosidad, es que los pacientes de la UCI estan ingresados 2-3 semanas y a ritmos de 50/100/150 nuevos al dia no hay posibilidad de asistirlos a todos por la larga estancia que necesitan. Por nuestra parte, para de este fin de semana, habremos improvisado 60 puestos nuevos de UCI... ahora tenemos el problema de que nos faltan respiradores y enfermeras para dotarlos... pero seguro que se nos ocurre algo... lo que seguimos muy escasos es de materiales de proteccion para el personal... parece increible pero asi estamos..

HM delfos en Barcelona y nuestros centros en Galicia ya han empezado a acoger pacientes. En el resto de España van con 10 dias de retraso y espero que aplicar medidas a tiempo sea suficiente para no llegar a Madrid.

Muchas gracias por vuestros mensajes de apoyo que traslado a todo el personal que esta, simplemente, a lo que sea necesario hacer.

Todo ira bien....

Vedi traduzione

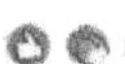 3.042 · 324 commenti

Ilustración 15 LinkedIn Buenos días. Seguimos con nuestras crónicas de la guerra contra el CV en HM hospitales.

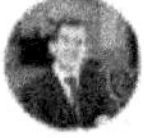

Juan Abarca Cidon · 2°
Presidente en HM Hospitales
3s · 🌐

Parte de guerra contra el CV del lunes 23-03
Tras un fin de semana terrible, afrontamos el lunes con preocupacion e inquietud con lo que esta por venir. Estamos con mas del 100% de ocupacion en Madrid con 376 pacientes Covid+, 52 en la UCI y 176 pendientes de confirmar. Seguimos doblando camas y nuestro departamento de mantenimeinto se las ingenia para improvisar sistemas para duplicar mas instalaciones de gases en las habitaciones con restos de piezas por falta de suministro para aumentar la disponibilidad. Hemos tenido 26 victorias ayer y 8 bajas.
En HM Delfos ya estamos con 60 pacientes positivos en UCI y en el resto de territorios seguimos estables.
Seguimos pendientes de la llegada de respiradores y personal en toda la CAM. Los pacientes que ingresen en unos dias ya estan contagiados hoy y su desenlace dependera, simplemente, de los medios de que dispongamos. Cuantos mas tengamos, mas salvaremos y al contrario. Habria que hacer un recuento de recursos a nivel nacional y ponerlos a disposicion donde se necesitaran en cada momento. Hay que centralizar la gestion de la crisis. Madrid y Barcelona estan al limite. Mientras tanto seguimos peleando ... con lo que tengamos. Sin descanso.
Gracias a todos por estar ahi...

Vedi traduzione

Ilustración 16 LinkedIn Parte de guerra contra el CV del lunes 23-03

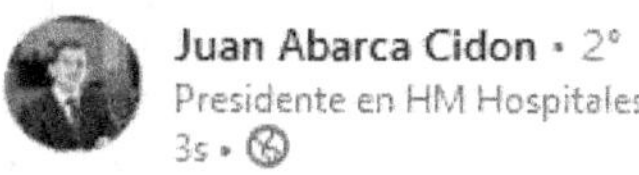

Juan Abarca Cidon · 2°
Presidente en HM Hospitales
3s · 🌐

Parte de guerra contra el CV del 25 de marzo en HM hospitales

Un dia menos. Entramos en la parte mas dura de la guerra. Las bajas ya son a centenares pero empezamos a sumar muchas victorias individuales. Ayer en Madrid 40 victorias y ya llevamos 19 en HM Delfos en Barcelona. Emepezamos a cercar al enemigo!!.
En Madrid acabamos ayer con 428 pacientes positivos, 59 en UCI y 206 pendientes. Ya hemos estirado nuestra capacidad de hospitalizacion en mas de un 20% y seguimos aumentando. Hemos tenido 9 bajas ayer.
En Barcelona ya 97 pacientes positivos, 12 en la UCI y en total 6 bajas acumuladas.
En Galicia 13 pacientes positivos.
Tenemos 234 trabajadores en aislamiento por el coronavirus pero seguimos encontrando nuevos valientes que se incorporan a la batalla. Ya hemos contratado mas de 150 profesionales sanitarios.
Los dias son eternos, el espectaculo en las UCIS es muy complicado, pero seguimos avanzando para salvar a todos los que podamos. Solo importa eso... salvar a los maximos que podamos.
Empezamos a recibir refuerzos de otras CCAA - todos a una!!- y esto nos dara mas recursos para seguir aguantando el empuje del virus. Y conseguir la victoria total.
Gracias por vuestros mensajes de apoyo, por vuestro aliento para seguir y no desfallecer, desde casa, en ningun momento.

Vedi traduzione

🙂 👏 ❤ 3.219 · 288 commenti

Ilustración 17 LinkedIn Parte de guerra contra el CV del 25 de marzo en HM hospitales

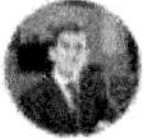

Juan Abarca Cidon · 2°
Presidente en HM Hospitales
3s ·

Parte de guerra contra el CV del 27-03

Un dia menos. Quedan muchos dias, muchas batallas, pero empiezo a ver una luz en el fondo. Cada vez sabemos mas del comportamiento del virus y a pesar de su empuje y del crecimiento en el numero de contagiados y de enfermos, vamos adaptandonos y absorbiendo la demanda de enfermos.
En Madrid acabamos ayer con 578 pacientes positivos, 76 graves en la UCI. Tuvimos 55 victorias y 13 bajas. En Barcelona, HM Delfos, tenemos 99 pacientes, 12 muy malitos en la UCI. Galicia y Leon se mantienen contenidas.
Quiero dedicar unas palabras de aliento a los familiares, en general, que han perdido a un ser querido y, en particular, a los sanitarios que los han sufrido y siguen luchando. Su dolor revertira en un mayor empeño en destruir al virus para todos pero su esfuerzo es ... sobrehumano.
Y a los que estais en casa, no penseis que no ayudais... lo haceis muchisimo estando ahi, apoyando a nuestros heroes con vuestros mensajes y contribuyendo a que no se extienda la enfermedad con vuestro confinamiento.. Somos uno solo!!
La lucha es encarnizada pero le vamos cogiendo la medida y eso llevara a la victoria absoluta ... como no puede ser de otra forma... el virus es solo maldad.. no aporta nada..
Seguimos... hasta el final... sin desfallecer...

Vedi traduzione

Ilustración 18 LinkedIn Parte de guerra contra el CV del 27-03

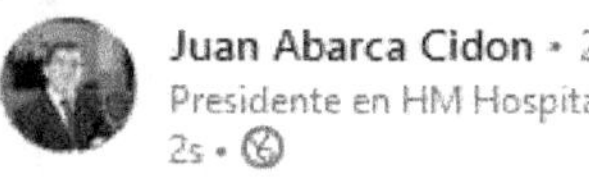

Juan Abarca Cidon · 2°
Presidente en HM Hospitales
2s · 🌐

Parte de guerra contra el CV de HM Hospitales del 1-04

Un dia menos para que acabe esta pesadilla y despertemos... Los dias son eternos. Entramos en el pico mas dificil y al dolor y la profunda pena por los martires del virus y sus familiares lo inunda todo. Todos tenemos amigos o familiares que han caido o estan enfermos.

En HM Hospitales tenemos mas de 400 trabajadores aislados o enfermos por tratar de hacer su trabajo y aun asi veo como siguen enfrentandose al virus con toda la ilusion y la voluntad de quien sabe que los pacientes estan solos y no tienen otra solucion. Tras varias semanas trabajan de forma mucho mas ordenada. Mucho mejor. Todo depende de ellos. Hemos podido conseguir Epis buscando debajo de las piedras, porque son lo mas importante.

En HM hospitales seguimos con casi 900 pacientes ingresados, 110 pacientes en UCI muy malitos y casi 100 en las plantas con reservorios (sistemas para ayudar la oxigenacion). Ya llevamos casi 600 victorias individuales que descansan en casa pero 150 bajas porque no es como una gripe. Es un virus asesino y cruel.

Seguimos viendo la luz de la victoria, pero quedan unos dias horribles y nuestra única preocupación es salvar a todos los que podamos... como una obsesion.

Seguimos a tope!! Desde la trinchera o ... desde casa. Abrazos

Vedi traduzione

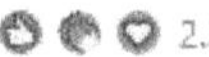 2.382 · 183 commenti

Ilustración 19 LinkedIn Parte de guerra contra el CV de HM Hospitales del 1-04

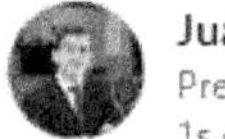

Juan Abarca Cidon · 2°
Presidente en HM Hospitales
1s · 🌐

Parte de guerra contra el CV del 07-04 en HM Hospitales.

Todavia nos quedan 2-3 semanas de lucha muy dura por parte de nuestros sanitarios para salvar a todos los que podamos, pero por la disciplina que tienen nuestros conciudadanos para mantener su confinamiento, al final lo mas importante para frenar la extension de la enfermedad, el virus esta siendo derrotado.
A pesar de su agresividad, de todos los problemas de planificacion y la falta de recursos, hemos sido capaces de dominarlo en apenas 4 semanas!!. Ha habido demasiadas bajas, a ninguno le tocaba ahora.
Eso si, esta vencido pero no muerto y volvera con mas o menos fuerza en funcion de como se escale la apertura del confinamiento. Ahora estamos mucho mas preparados, pero no seria posible salir indemne de otro ataque de las mismas proporciones. Por eso es fundamental acertar en esa apertura.
En HM Hospitales seguimos con mas de 100 pacientes en UCI y hemos tenido otras 75 victorias individuales y una quincena de bajas ayer.
Ya estamos cerca de la victoria total!!. La victoria es de todos porque todos se estan batiendo como leones, unos en las vanguardia y otros en la retarguardia, y esto nos tiene que hacer sentir muy orgullosos de lo que podemos ser como sociedad.
Seguimos a tope!
Ya quedan pocos partes y un dia menos.

Vedi traduzione

👍 👏 💙 2.379 · 125 commenti

Ilustración 20 LinkedIn Parte de guerra contra el CV del 07-04 en HM Hospitales.

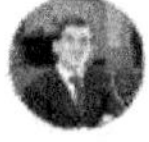

Juan Abarca Cidon • 2°
Presidente en HM Hospitales
5 giorni •

Parte de guerra contra el CV en HM hospitales del 12-04

Esta fase de la guerra se esta, definitivamente, ganando. Hemos tenido miles de bajas y muchos sanitarios enfermos y algunos fallecidos. Pero esta claro que tras el confinamiento el virus esta derrotado.

Tambien esta claro, primero, que no esta vencido y seguro que tratara de rebrotar y en funcion de como se haga la apertura del confinamiento lo hara con mas o menos fuerza y, segundo, que vamos a tener que convivir con el durante mucho tiempo. Y eso es otra guerra que no podemos perder; la del miedo que nos impida ponernos en marcha de forma responsable. No dejes de ir al medico si te encuentras mal. Hay victimas colaterales.

Quedan todavia muchas bajas, demasiadas, pero tambien muchos pacientes por los que pelereamos como si fuera nuestro padre o nuestro hermano. Nuestro personal seguira dandolo todo. Como siempre ha hecho.

En HM Hospitales seguimos peleando por salvar a todos los posibles y vamos aliviando nuestra presion asistencial tanto en la planta como en las UCIs.

Quiero que sepais que sin vuestra disciplina en casa, por muchos esfuerzos que hubieramos hecho en primera linea, la derrota no hubiera sido posible. Sois los verdaderos causantes de la victoria. Gracias de verdad.

Seguimos. Un dia menos. Vamos a ganar!

Vedi traduzione

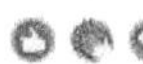 2.890 • 132 commenti

Ilustración 21 LinkedIn Parte de guerra contra el CV en HM hospitales del 12-04

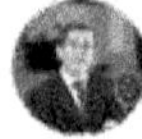

Juan Abarca Cidon • 2°
Presidente en HM Hospitales
5 giorni • 

Parte de guerra de HM Hospitales contra el CV del 13-04

Cuando al inicio hablaba de guerra era por las consecuencias humanas y económicas que creia iba a tener el enfrentamiento con el virus. Desgraciadamente así ha sido. Esta primera fase, la hemos ganado porque el virus, por el confinamiento, se ha replegado. Pero ha habido una ingente cantidad de víctimas, entre enfermos y bajas. Entramos en una segunda fase de la guerra. El virus no esta vencido, esta agazapado y va a aprovechar cualquier error en la planificación de la apertura para volver con toda la maldad. Hay que prepararse.

En HM Hospitales, ojalá nos equivoquemos, vamos a prepararnos para el caso de que se dé el peor escenario y salvar a los máximos que podamos. Es nuestra obligación. Hay que adquirir Epis y dar el descanso al personal que podamos.

No soy nadie para dar consejos a los demás, pero permitidme 4 ideas para esta fase de puesta en marcha de la actividad.

- Salid siempre con mascarilla. Si no tienes, no salgas. Así de simple.

- Si puedes teletrabajar, hazlo. Sal lo imprescindible todavía.

- Evita el transporte publico

- Los test de inmunidad garantizan que has pasado la enfermedad pero NO que seas inmune. No bajes la guardia.

Seguimos peleando, pero ahora toca planificar y pensar.

Gracias. Un dia menos.

Vedi traduzione

Ilustración 22 LinkedIn Parte de guerra de HM Hospitales contra el CV del 13-04

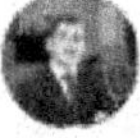

Juan Abarca Cidon • 1er
Presidente en HM Hospitales
2 días • 🌐

Parte de guerra contra el CV en HM Hospitales del 16-04

Ya lo tenemos todos claro. Objetivo CV 0/0. 0ingresos/0bajas. No paramos hasta conseguirlo.
Seguimos un dia mas en esta falsa "luna de miel". A pesar del repliegue del virus, el numero de bajas diarias es espeluznante. Tragedias individuales que parten por la mitad familias enteras. No nos dejemos engañar. No hay que fiarse.
La presion asistencial sigue bajando y se empieza a detectar en el personal que la situacion les ha llevado al limite y se derrumban por el stress acumulado. Ayer hable con algun@s que se echaban a llorar, rot@s por el agotamiento. Content@s por la mejoria de la situacion y porque los pacientes cada vez son menos, van despertando y saliendo pero a costa de una tension y un esfuerzo que les costara superar. Hemos puesto en marcha un servicio de atencion al personal con nuestros psicologos y psiquiatras que les ayuden a reponerse para lo que pueda venir. Han hecho un trabajo increible de verdad.
En HM Hospitales seguimos con unos 500 pacientes ingresados, 80 en la UCI. En HM Delfos, en Barcelona, ha sido el primer dia que se ha notado de verdad una disminucion de los ingresos. Ayer 45 victorias individuales y 15 bajas.
Objetivo CV 0/0. Sin bajar la guardia por favor.
Un dia menos. Muchas gracias a todos.

🔵 ⚫ 💚 2537 · 126 comentarios

Ilustración 23 LinkedIn Parte de guerra contra el CV en HM Hospitales del 16-04

Cambios en el ámbito sanitario

Muchos son los cambios que ha tenido que hacer frente la sanidad a nivel mundial, cada país implementando distintas medidas encaminadas a reforzar el sistema sanitario antes de que llegue la pandemia, cuando todavía no contaban con contagiados, o tratando de evitar el colapso del sistema cuando ya estaban sufriendo sus efectos.

Una de las medidas que mayor sorpresa generó al principio de la pandemia es al ver cómo China creó de la nada un hospital con capacidad para 1.000 pacientes, y en sólo 10 días, aspecto que se convirtió en un hito dentro de la sanidad al poner a disposición de la población tal cantidad de camas.

Si bien cada país ya sea adoptando políticas de prevención o ante la falta de camas disponibles, han ido incrementando en los hospitales su capacidad de atención a pacientes con un mayor número de camas, en el caso de España se superó el hito de China, al montarse por parte del personal del ejército en tan sólo 48 horas un hospital de campaña con capacidad para 5.500 pacientes en las instalaciones de la Institución Ferial de Madrid (@AUGC_Comunica, 2020) (ver Ilustración 24Ilustración 1).

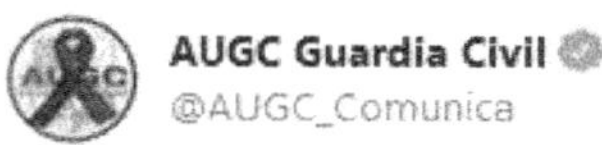

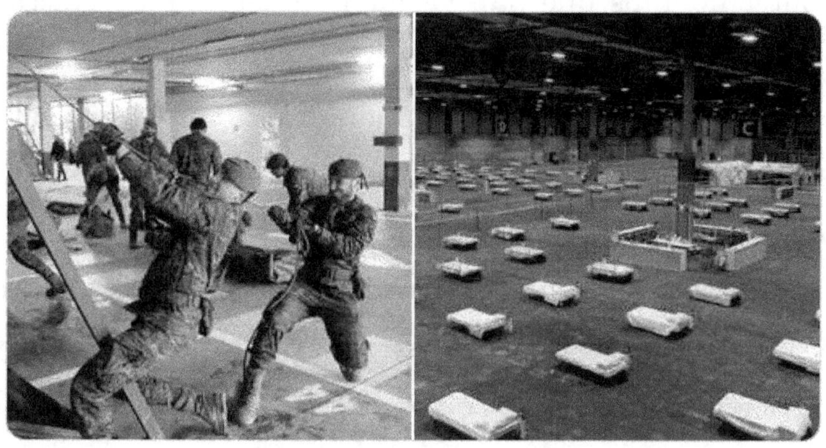

Ilustración 24 Tweet sobre Nuevo Hospital de Campaña

Actuaciones como la comentada en IFEMA se ha sucedido a menor escala en distintas provincias como medida para incrementar la capacidad de atención hospitalaria y con ello evitar la quiebra del sistema que se alcanzaría cuando el número de personas que requiriesen el ingreso no pudiesen tener acceso por no haber camas disponibles.

Políticas y medidas adoptadas que han hecho variar los datos anteriormente comentados con respecto a los recursos de camas hospitalarias disponibles por país, especialmente en España.

Con respecto al personal sanitario se han producido dos acontecimientos que han variado las cifras de médicos y enfermeros anteriormente comentadas, y por tanto la disponibilidad de recursos humanos a la hora de afrontar esta pandemia, sin olvidar al personal no sanitario que también cumple su papel fundamental.

El primer hito viene referido a los contagios masivos que se produjo y se ha estado produciendo en esta población, primeramente, por desconocimiento de que el COVID-19 podía transmitirse entre asintomáticos, y en segundo lugar debido a la escasez de Equipos de Protección Individual (EPIs) en algunos centros, aspectos que se analizarán a continuación. Con respecto al contagio del personal sanitario, en España se han producido cuando estos se reunían por ejemplo para recibir alguna formación para la actualización precisamente sobre cómo afrontar esta pandemia, de manera que el personal más cualificado y actualizado sobre la manera de hacer frente a esta enfermedad ha sido el que ha tenido que ser retirado de sus funciones, para evitar la propagación entre sus compañeros o los pacientes que atienden.

Una situación inédita que ha llevado al confinamiento de estos a la espera de comprobar si presentan o no sintomatología para poderlos tratar convenientemente, mientras que para cubrir sus puestos de trabajo se ha tenido que recurrir a médicos y enfermeros de otras especialidades que han tenido que reciclarse profesionalmente para poder atender a las nuevas demandas.

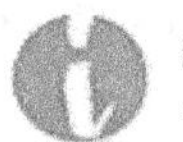

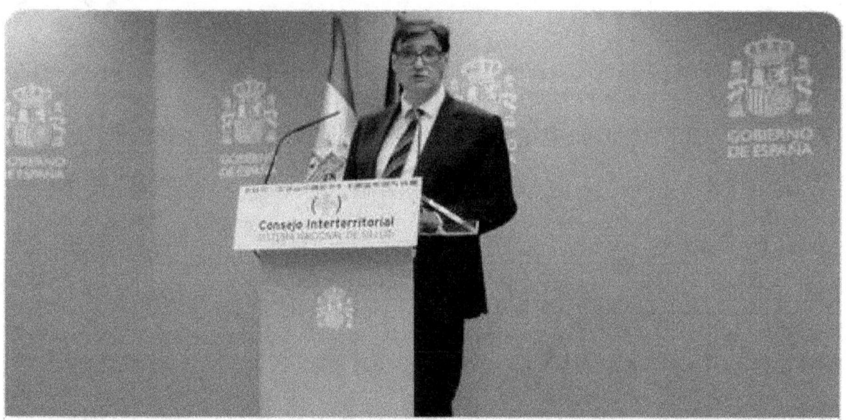

Ilustración 25 Tweet Prohibición Reunión Sanitarios

Estos contagios entre el personal sanitario ha llevado el día 4 de marzo del 2020 al Ministro de Sanidad de acuerdo con sus homólogos de las comunidades autónomas a suspender cualquier actividad médico-científica como congresos, cursos, talleres o jornadas, para evitar que los profesionales se expongan al COVID-19 (@isanidad, 2020) (ver Ilustración 25).

A pesar de este confinamiento por parte de los profesionales de la salud para evitar que se contagiasen sus compañeros, se empezó a observar un incremento considerable de casos entre el personal de atención primaria, donde acudían las personas buscando información o una primera consulta sobre unos síntomas que no estaban claramente identificados, y sin saberlo se estaba exponiendo al personal no equipado para atender a pacientes asintomáticos, pero que contagiaban el virus.

Debido a estos casos y para evitar que el número de afectados entre el personal de atención primaria fuese en aumento se habilitó para la población general un número de atención telefónica con el que resolver las dudas más frecuentes de sintomatología y tratamientos paliativos, informando que se abstuviese la población de acercarse a los hospitales y centros de salud salvo que así se lo dijesen por teléfono porque la gravedad del caso lo requiriese.

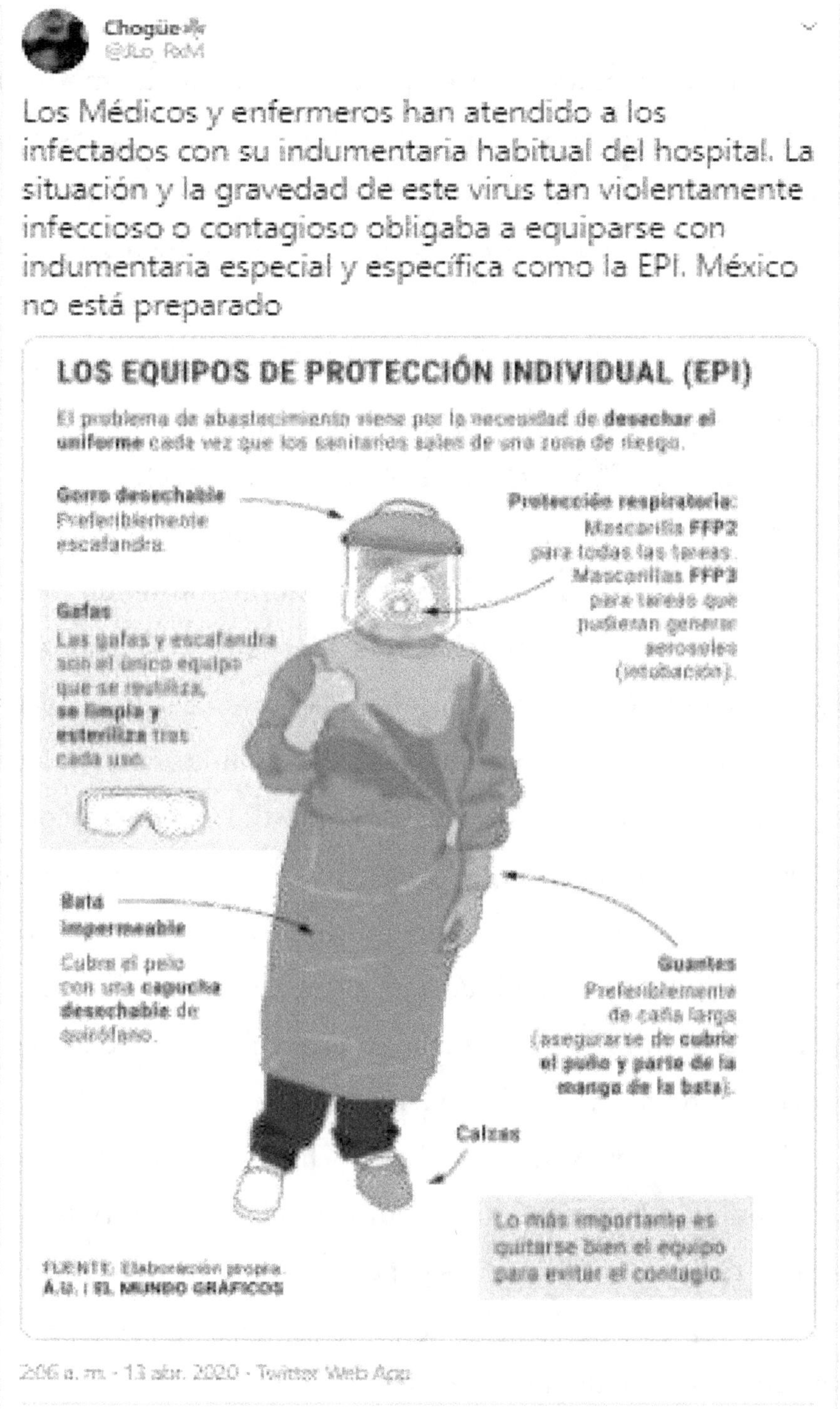

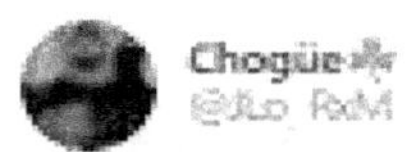

Chogüe
@JLo_RoM

Los Médicos y enfermeros han atendido a los infectados con su indumentaria habitual del hospital. La situación y la gravedad de este virus tan violentamente infeccioso o contagioso obligaba a equiparse con indumentaria especial y específica como la EPI. México no está preparado

LOS EQUIPOS DE PROTECCIÓN INDIVIDUAL (EPI)

El problema de abastecimiento viene por la necesidad de **desechar el uniforme** cada vez que los sanitarios salen de una zona de riesgo.

Gorro desechable
Preferiblemente escafandra.

Gafas
Las gafas y escafandra son el único equipo que se reutiliza, **se limpia y esteriliza** tras cada uso.

Protección respiratoria:
Mascarilla **FFP2** para todas las tareas. Mascarillas **FFP3** para tareas que pudieran generar aerosoles (intubación).

Bata impermeable
Cubra el pelo con una **caperuza desechable** de quirófano.

Guantes
Preferiblemente de caña larga (asegurarse de cubrir el puño y parte de la manga de la bata).

Calzas

Lo más importante es quitarse bien el equipo para evitar el contagio.

FUENTE: Elaboración propia.
A.U. / EL MUNDO GRÁFICOS

2:06 a. m. · 13 abr. 2020 · Twitter Web App

Ilustración 26 Tweet EPI Personal Sanitario

El segundo motivo por el que se ha producido una baja del servicio, y quizás el más grave es cuando el personal asignado a tratar a estos pacientes en los hospitales no disponía del equipamiento adecuado para realizar su labor de forma segura.

Hay que tener en cuenta que el EPI está compuesto por trajes de protección biológica, gafas, guantes, viseras y mascarillas (@JLo_RxM, 2020) (ver Ilustración 26).

Equipo que para garantizar su eficacia únicamente puede usarse durante un número de horas, teniendo luego que ser desechado Situación que hizo que el número de EPIs disponibles en los hospitales y centros de salud cayese rápidamente, teniéndose que adoptar medidas como las de mantener el EPI durante más tiempo del recomendado o usar equipo no homologado, situación que ha puesto en peligro a muchos profesionales. De forma que, paradójicamente a medida que aumentaba el número de camas disponibles se reducía drásticamente el personal que debía de atender a los pacientes infectados.

Una situación que llevó en diversas comunidades autónomas a tomar medidas sin precedentes, como fue la de ir a residencias y centros especializados a reclutar a los médicos para que trabajasen en los hospitales, e igualmente realizaron convocatorias públicas para reincorporar a jubilados, y contratar a nuevo personal entre los que aprobaron y no obtuvieron plaza de MIR, e incluso entre los que no habían terminados sus estudios, pero que estuviesen matriculados en el último curso de medicina o enfermería (@estrelladigital, 2020) (ver Ilustración 27).

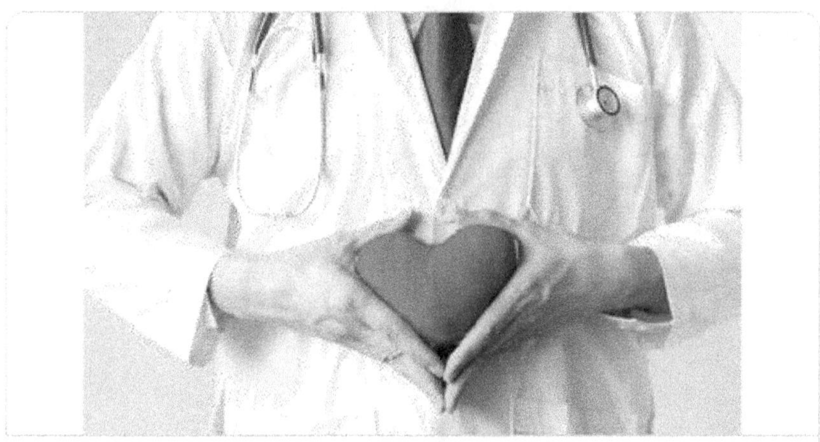

Ilustración 27 Tweet Contratación Sanitaria ante COVID-19

Medidas que han tratado de compensar la pérdida repentina y numerosa de profesionales que quedan confinados en cuarentena, sin saber en un primer momento si están contagiados o no, o padeciendo síntomas del COVID-19, y en el peor de los casos falleciendo y dando de esa forma su vida por salvar a la de otros.

Por tanto, las indicaciones en cuanto a la fortaleza o debilidad del sistema sanitario en función del número de camas disponibles, o atendiendo a la proporción de médicos y enfermeros, no se pueden tomar en cuenta, ya que estas cifras han ido cambiando en poco tiempo, aumentando en el caso de las camas disponibles, y reduciéndose en el caso del personal sanitario.

Capítulo 2. Reacciones ante el COVID-19

Hay que distinguir en este momento entre el profesional y la persona (padre/madre, esposo/a, hermano/a, hijo/a…), es decir, cuando nos referimos al personal sanitario ya sean médicos o enfermeros, no hay que olvidar que son personas desempeñando un puesto cualificado, pero que "sienten y padecen" como cualquier otro, tanto dentro de su trabajo como fuera de este.

Así ellos mismos pueden estar preocupados por la posibilidad de enfermarse, o de que lo haga un pariente o un allegado, es decir, además de desarrollar sus funciones en el centro sanitario van a estar pendientes de sus seres queridos, de que estén bien y no les falte de nada, y si alguno enferma, procurarán que sean atendidos convenientemente, tal y como lo hace cualquier persona.

Además, puede que la preocupación sea mayor debido a que conocen que al estar más expuestos al virus, es más probable que se contagien del mismo en algún momento, tal y como han visto que sucede a otros compañeros y en otros centros de salud, así en España a fecha de 11 de Abril del 2020 ya habían contabilizados 25.000 profesionales de la salud contagiados por COVID-19 (@OMC_Espana, 2020a) (ver Ilustración 28).

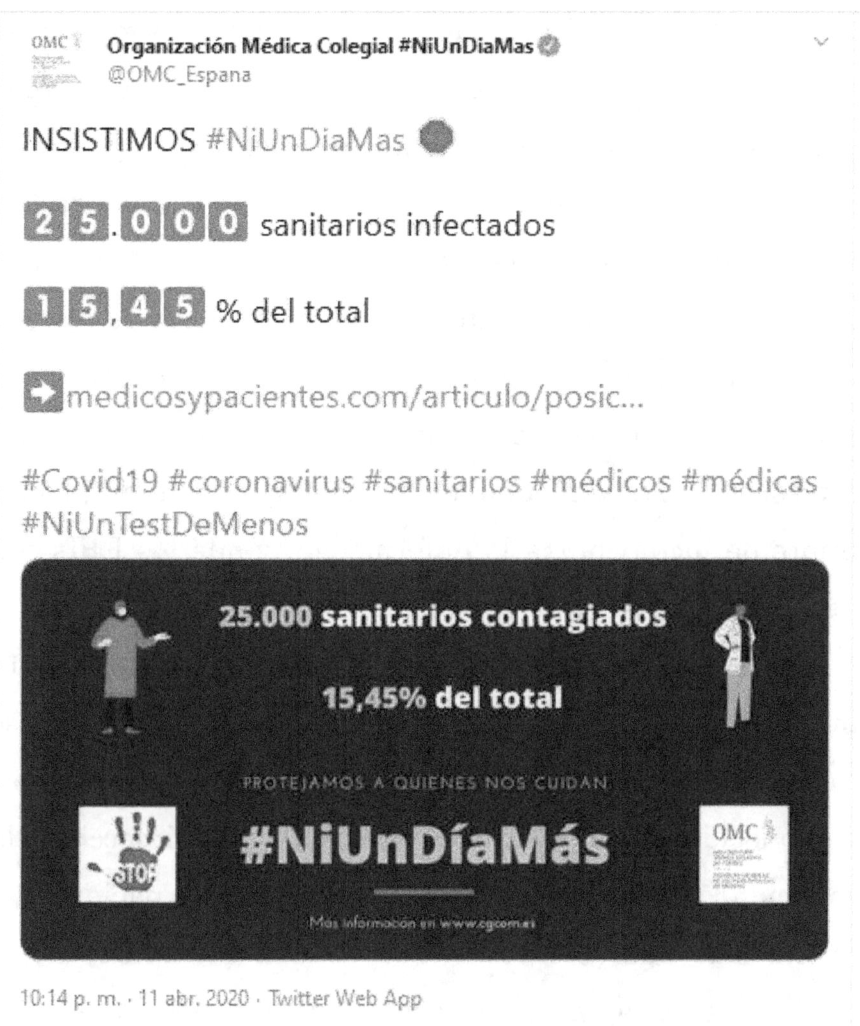

Ilustración 28 Tweet Personal Sanitario Contagiado

A pesar de lo anterior existen importantes diferencias en cuanto a la información que maneja este personal, para lo cual desde los colegios profesionales se ofrecen formación específica, cuando no son los propios centros hospitalarios los que los capacitan para conocer los riesgos de la pandemia, así como todo lo relacionado con cómo desempeñar su trabajo de la manera más segura posible.

A esto hay que comentar la salvedad ya indicada con anterioridad sobre que algunos centros se han visto limitados en cuanto a la disponibilidad de EPIs se refiere, lo que ha llevado a tener en ocasiones que trabajar asumiendo un riesgo más elevado del que les correspondería, teniendo en cuenta que son el primer frente de lucha contra la enfermedad, y que los EPIs son necesarios para evitarles el contagio.

Hay que indicar que a pesar de que el COVID-19 proviene de la familia de coronavirus y que de ella ya se tiene bastante información, esta cepa en concreto era desconocida en cuanto a su eficacia en la infección, la capacidad de contagio o sobre los efectos en los pacientes; y no ha sido sino a medida que se han incrementado el número de contagiados y por desgracia de fallecidos, en que se ha ido aprendiendo cómo funciona este virus en concreto, lo que es útil tanto para buscar un mejor tratamiento como para su prevención.

A pesar de ello, todos los días se están produciendo avances en cuanto a conocer nuevas características de esta pandemia, como por ejemplo el reciente reporte donde se informa que los cadáveres de los fallecidos por COVID-19 pueden llegar a contagiar el virus a patólogos y el resto de personal que tienen contacto y manipulan el cuerpo de pacientes contagiados una vez fallecidos, aspecto que hasta el momento no se había reportado en la literatura científica, y que se ha conocido precisamente por el informe del fallecimiento de un patólogo de la unidad de medicina forense de un hospital de Tailandia, según los autores de la nota pertenecientes al Centro Médico RVT (Tailandia), junto con la Universidad Dr. DY Pati (India) y la Universidad Médica Hinan (China) (Sriwijitalai & Wiwanitkit, 2020).

En dicha nota al editor se recomienda que se empleen los mismos EPIs que cuando se está trabajando con pacientes contagiados como medida de protección del personal que manipula los cadáveres.

Una circunstancia que a pesar de no haber sido reportado con anterioridad sí ha hecho que algunos países se decantasen por la incineración de los cuerpos de los contagiados como medida sanitaria y ante el número creciente de víctimas que hacía que en algunos lugares se empezase a no tener espacio para enterrar a tantos.

En el caso en que se han producido enterramientos, en algunos países se ha reportado que en ocasiones la reunión de familiares y allegados ha sido precisamente el foco de nuevas infecciones y por tanto de propagación de la

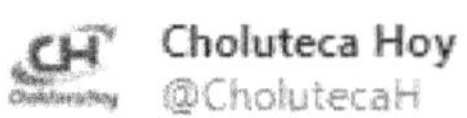

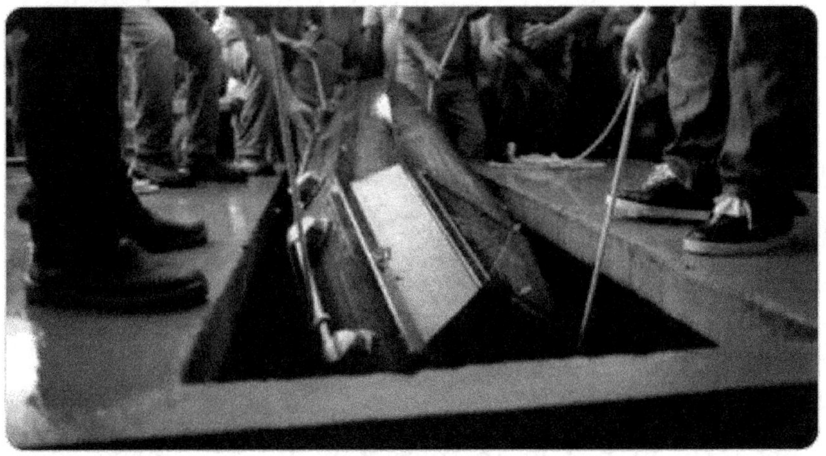

pandemia.

Ilustración 29 Tweet Contagio en Entierro

Las explicaciones para este tipo de contagio pueden ser diversas, teniendo en cuenta que según las costumbres de cada país o cultura se suelen realizar velatorios con el cuerpo presente, en otras ocasiones se muestra el respeto al fallecido tocándolo; pero en la mayoría de las ocasiones permanece el féretro cerrado.

Este sería un buen ejemplo de la importancia de conocer las últimas investigaciones científicas sobre los nuevos descubrimientos en relación al COVID-19, lo que como en este caso podría permitir explicar sobre el origen de algunos contagios masivos hasta ahora reportados únicamente como un hecho anecdótico pero que se ha repetido en diversos países, con las mismas consecuencias negativas sobre la población al incrementarse el número de contagiados, que a su vez vuelven a sus localidades allá donde vivan sin saber que son portadores, debido a que los síntomas si es que aparecen, se pueden presentar hasta 15 días después del contagio (@CholutecaH, 2020) (ver Ilustración 29).

Toma de Decisiones

Uno de los grandes problemas, a la hora de tomar una decisión, es saber cuál es la mejor alternativa. Cuanto más importante sea el asunto por tratar o menor tiempo se tenga para responder, más "difícil" parece ser asumir la "respuesta correcta". Aunque en la vida real, no existe una única alternativa, ni siempre se va a tener del todo claro cuál es más correcta entre las diversas opciones, por lo que el nivel de ansiedad generado puede ser tan elevado que puede llegar a bloquear a la persona.

Un caso prototípico es el de los estudiantes, a la hora de enfrentarse a un examen, donde no sólo se está evaluando el nivel de conocimiento adquirido sino el autocontrol y su tolerancia al estrés.

Ya que un estudiante, por muy bien preparado que esté, si tiene un nivel demasiado elevado de estrés puede llegar a bloquearle e impedir tener un correcto desempeño, pero ¿cómo se produce esto?

Esto es lo que ha tratado de responderse con una investigación realizada desde la Facultad de Psicología de la Universidad de Leiden y el Instituto de Cerebro y Cognición (Países Bajos) junto con la Facultad de Psicología de la Universidad Alemana del Deporte de Cologne (Alemania) (Angelidis, Solis, Lautenbach, van der

Does, & Putman, 2019), en el mismo participaron 86 mujeres, estudiantes universitarias, asignadas aleatoriamente a la mitad a un grupo en que se induciría estrés previamente a una tarea mediante el Leiden Performance Anxiety Stress Procedure (Putman, Verkuil, Arias-Garcia, Pantazi, & Van Schie, 2014), quedando el resto en el grupo control, los cuales no tendrían la presión social y temporal que les generase estrés adicional al de la prueba.

Para comprobar los niveles de estrés se empleó el Cognitive Test Anxiety Scale (Cassady & Johnson, 2002); y el Spielberger's State-Trait Anxiety Inventor (Iwata et al., 1998; Spielberger, Gorsuch, & Lushene, 1970); mientras que para evaluar el nivel de atención se empleó el Attentional Control Scale (Derryberry & Reed, 2002); igualmente se registró la actividad cardíaca y los niveles de cortisol en saliva.

Los resultados muestran cómo a mayores niveles de estrés inducido peor ejecución en la tarea de memoria de trabajo, siendo esta interferencia mayor en las personas más sensibles al estrés frente a las menos sensibles.

Es decir, el efecto de la ansiedad y por lo tanto su interferencia en la ejecución de las tareas depende tanto de un componente estresante externo como de la mayor o menor sensibilidad al estrés de la persona.

Así, y volviendo sobre el ejemplo anterior, el estudiante que tenga un rasgo sensible al estrés, es decir, que se ponga nervioso con un poco de estrés, estará en desventaja con respecto a sus compañeros a la hora de responder adecuadamente a un examen.

Es decir, ante el mismo nivel de estrés externo elevado dado por la prueba de evaluación, los más sensibles además van a vivir la situación como más amenazante y con ello, su ejecución y al fin, su calificación puede ser menor que su nivel de aprendizaje real.

Esto puede llevar a determinados estudiantes, sensibles al estrés, a mostrarse como "malos estudiantes", al no conseguir buenas calificaciones por mucho que se esfuercen en estudiar, por tanto, el ámbito de las decisiones, en este caso en cuanto a responder acertadamente ante un examen, va a estar condicionado tanto por lo que se sabe, como por la sensibilidad al estrés y por el propio nivel de estrés de la situación.

Además, hay que indicar que los estudiantes han de aprender a reducir las conductas de riesgo las cuales son más frecuentes entre los adolescentes, aunque estas no se circunscriben únicamente a comportamientos más extremos y llamativos como al conducir a altas velocidades o el hacer puénting, pero ¿se pueden prevenir las conductas de riesgo?

Esto es precisamente lo que se ha investigado desde la Universidad de Oviedo (España) (Lana, Baizán, Faya-Ornia, & López, 2015), con un estudio en donde participaron 275 estudiantes del grado de enfermería.

A todos ellos se les evaluó su nivel de Inteligencia Emocional mediante la escala estandarizada Schutte Emotional Intelligence Scale (Salovey & Mayer, 1990), y la conducta de riesgo, entendida esta como el consumo de tabaco, alcohol, drogas ilegales, así como la realización de dietas poco saludables, si se tenía o no sobrepeso, si se trataba de una persona sedentaria o no, su nivel de exposición solar, y la práctica de relaciones sexuales sin protección, además, se recogieron datos socio-demográficos y de satisfacción vital.

Los resultados muestran que aquellos estudiantes que tenían niveles elevados de Inteligencia Emocional tienen menos conductas de consumo excesivo de alcohol, no siguiendo dietas poco saludables y observando prácticas sexuales con protección; y, al contrario, los que mostraban niveles más bajos de Inteligencia Emocional tenían conductas de riesgo en cuanto a un mayor consumo de alcohol, el seguimiento de dietas poco saludables y prácticas sexuales sin protección.

No obteniéndose diferencias significativas en las conductas de riesgo de consumo de tabaco o drogas ilegales, el nivel de sobrepeso, el sedentarismo o el nivel de exposición solar en función del nivel de la Inteligencia Emocional.

Los autores señalan sobre los beneficios de tener altos niveles de Inteligencia Emocional a la hora de manejar adecuadamente la presión grupal, principal elemento en conductas como el consumo de alcohol y otras drogas socialmente aceptadas.

Pero volviendo sobre el personal sanitario, una de las situaciones que han de aprender los médicos en formación es a tomar decisiones, por ejemplo, en la dirección y gestión del equipo humano a su cargo, lo que supone asumir la responsabilidad de los éxitos y fracasos del personal que le colabora, aspecto que se aprende precisamente durante los años de formación en sus prácticas hospitalarias.

Hay que tener en cuenta que cuando una persona acude a consulta se pone literalmente "en manos" del profesional, por lo que cualquier error que este cometa va a repercutir directamente en la salud del paciente, además de suponer un gasto innecesario para el sistema sanitario y motivo de litigios legales al respecto.

Además, cuando se trabaja en un centro sanitario o un hospital, donde hay veinte o treinta profesionales de la salud desempeñando sus labores en el mismo; en estos casos la posibilidad de error se ve incrementada.

De ahí la importancia del seguimiento de protocolos de actuación previamente establecidos, lo que unido a la experiencia práctica de los profesionales hace que en ocasiones estos errores se puedan evitar sin mayores consecuencias para la salud del paciente.

Pero cuando estos se producen existen dos posibilidades; que el profesional y el resto del personal de área aprendan para evitarlo o que no suceda nada, a la espera de que no vuelva a repetirse.

Un diagnóstico inadecuado, un tratamiento sin tener en cuenta los antecedentes familiares del paciente... son muchos los factores que pueden en un momento determinado facilitar el error, pero ¿se pueden evitar los errores en el ámbito sanitario?

Esto es lo que ha tratado de responderse con una investigación planteada por parte de la Universidad de G. d'Annunzio junto con la Universidad de Trieste (Italia) (Cortini, Pivetti, & Cervai, 2016), en el mismo participaron 61 profesionales de la salud pública italiana del área de la enfermería y la obstetricia, con edades comprendidas entre los 31 a 68 años, de los cuales 51 eran mujeres.

Todos los participantes respondieron a una escala autoadministrada sobre el clima de aprendizaje (si se facilita o no el aprender de los errores en la empresa); igualmente se evaluó el nivel de estrés laboral a través del cuestionario estandarizado General Health Questionnaire (Werneke, Goldberg, Yalcin, & Üstün, 2000); por último, se evaluó la práctica profesional a través de auto reporte.

Los resultados informan que tanto el aprendizaje de los errores como su posterior aplicación en la práctica profesional están mediados por el nivel de estrés de los participantes, esto es, a pesar de que pueda existir un adecuado clima que facilite el aprendizaje de los errores, este no se pondrá en práctica si los trabajadores están sometidos a mucho estrés, repitiendo una y otra vez los errores a pesar de las especificaciones de los protocolos.

En cambio, si los profesionales de la salud tienen un nivel de estrés moderado, son capaces de aprender de sus errores, de transmitir sus aprendizajes a otros compañeros y de esta forma mejorar la práctica profesional, lo que según los autores del estudio supondría aproximadamente una reducción del 10% de los errores si se comparan los resultados obtenidos con niveles moderados frente a niveles elevados de estrés.

A destacar de este estudio, el elevado efecto positivo sobre la reducción de errores en la práctica profesional interviniendo en un solo factor como es el nivel de estrés del personal. Hay que recordar que un estrés moderado no sólo va a facilitar estos aprendizajes de los errores cometidos, sino que va a tener importantes efectos sobre el clima laboral, la calidad asistencial ofrecida e incluso sobre la salud personal de los trabajadores; y al contrario altos niveles de estrés mantenidos en el tiempo no sólo va a poner en riesgo la propia vida del personal sanitario, sino que va a afectar a su desempeño.

Así el incremento en la toma de conciencia por parte de la dirección de los centros de salud sobre el nivel de estrés entre sus empleados debería ser prioritario, para conseguir un equilibrio entre el desempeño y el estrés; de forma que se trabaje a gusto y ofreciendo la máxima profesionalidad, sobre todo en el ámbito sanitario.

Las investigaciones anteriores tratan de traer a colación, que a pesar de que actualmente se esté viviendo una crisis mundial es fácil "olvidar" que los profesionales de la salud deben también mantener niveles adecuados de estrés, compensados con sus ocho horas de sueño, aspectos ambos que suelen pasar a un segundo plano, dándose con frecuencia casos en que el personal sanitario trabaja varios turnos seguidos para "rendir más", lo que inevitablemente va a conllevar un mayor desgaste físico y emocional, a la vez que con ello se incrementa las probabilidades de tomar decisiones erróneas.

Hay que indicar que a pesar de que los planes de estudio del personal sanitario están diseñados para abarcar buena parte de los problemas que van a tener que atender en su vida profesional, esto en ocasiones hace que determinada casuística pueda pasar "desapercibida" para estos.

Así uno de los mayores esfuerzos que se realizan por parte de los familiares de pacientes con Alzheimer es con respecto a dar visibilidad a su enfermedad para que la sociedad tome conciencia del problema.

Una sensibilidad que parece haber aumentado en los últimos años, gracias a las campañas realizadas y al incremento exponencial de casos en la sociedad.

Aunque existen muchos factores implicados en la aparición del Alzheimer, la edad parece destacar frente a los demás; lo que unido al envejecimiento progresivo de la población va a conducir a una elevación de casos de Alzheimer no vistos hasta ahora.

Pero si hay un colectivo que trabaja directamente con estos pacientes y por tanto su nivel de conciencia sobre esta problemática es determinante, es el personal sanitario, pero ¿se puede modificar la percepción de la enfermedad de Alzheimer entre este personal?

Esto es lo que se ha tratado de averiguar con una investigación realizada desde el Instituto para el Envejecimiento Exitoso de Nueva Jersey de la Escuela de Medicina Osteopática de la Universidad de Rowan (EE.UU.) (Garrie, Goel, & Forsberg, 2016).

En el mismo participaron 11 estudiantes universitarios del área de la salud, para lo cual se emplearon dos medidas estandarizadas para evaluar la aptitud de los estudiantes hacia los pacientes con Alzheimer a través del Dementia Attitudes Scale (O'Connor & McFadden, 2010) y el Interpretive Phenomenological Analysis (Smith & Shinebourne, 2012).

Se llevó a cabo una evaluación antes y después de una intervención consistente en asistir a un taller de poesía de una hora, donde los estudiantes debían de ayudar a pacientes de Alzheimer a escribir una poesía sobre el amor, para lo cual fueron entrenados previamente.

Los resultados muestran cambios significativos hacia una mayor aceptación de la enfermedad de Alzheimer y de los pacientes que lo sufren por parte de los estudiantes, lo que evidencia un efecto positivo al tener un contacto directo con los pacientes.

Es decir, en la etapa de formación del futuro profesional de la salud se debería de incluir además de los aspectos propios de su materia, la enseñanza de la regulación de los propios estados emocionales, especialmente los relacionados con los niveles de estrés, y por supuesto a tener cierto nivel de sensibilidad sobre los aspectos en los que vaya a trabajar.

De ahí que en el momento de la crisis sanitaria mundial la primera medida que se adoptase desde los colegios profesionales y los propios centros sanitarios de trabajo fue el de informar y formar a sus trabajadores para que fuesen conscientes de la gravedad de la pandemia, su sintomatología y tratamiento.

Aspecto el de la formación que, si bien al principio estaba orientado al personal especializado, ante el decremento progresivo de "efectivos" por ser ellos mismos contagiados, se ha tenido que ampliar a otro personal sanitario en apoyo de los primeros para seguir manteniendo la atención a los pacientes de COVID-19.

A este respecto, y en relación a la toma de decisiones, quizás el momento más difícil por parte del personal sanitario es cuando se ha de enfrentar ante la situación extrema de tener que elegir entre dos pacientes, por ejemplo cuando los recursos disponibles son limitados, y por tanto no se pueden salvar a ambos, sabiendo que con ello se puede condenar a uno de los dos a perder la vida; una circunstancia que de producirse puede "marcar" emocionalmente al profesional sanitario, de ahí que existan protocolos y sistemas que traten de ayudar a tomar la "mejor" decisión posible.

Así y en el caso de la pandemia actual, existen recomendaciones sobre qué pruebas a realizar son las más adecuadas en pacientes con COVID-19 en función de su edad y de la presencia o no de comorbilidad y antecedentes de problemas de salud, pero también existen procedimientos para aquellos momentos en que la demanda excede a la capacidad del centro sanitario en cuanto a la atención de respiradores se refiere, recomendaciones que van encaminadas a ayudar a decidir sobre a quién dar prioridad en el acceso a dicho equipo.

Así ante un anciano frente a un adulto mayor, se le daría a este segundo; y entre un adulto mayor y un joven, a este segundo; y entre aquellos que pertenecen al mismo rango de edad, se le dará prioridad a los que no tengan antecedentes de problemas médicos frente a los que sí han padecido o padecen alguna patología grave.

Todo ello basado en los modelos matemáticos que son capaces de predecir con unos parámetros dados la evolución de pacientes con COVID-19, basado en la información de casos anteriores que permiten tomar mejores decisiones en cuanto a la optimización de los recursos cuando estos son escasos, pudiendo evaluar la gravedad de cada paciente y sus posibilidades de recuperación basado en sus propios antecedentes y los casos previos, pero ¿hasta qué punto son efectivos estos modelos predictivos ante el COVID-19?

Esto es lo que ha tratado de responderse con una investigación realizada conjuntamente por más de quince laboratorios repartidos en Alemania y Austria, Bélgica, Países Bajos y Reino Unido (Wynants et al., 2020).

En el estudio se llevó a cabo una revisión sistemática de los artículos publicados o aceptados para publicar en revistas científicas indexadas que tratasen sobre modelos de diagnóstico de pacientes con COVID-19, así como para estimar el número de contagiados existentes en la población general.

Del total de 2.696 artículos publicados hasta la fecha, únicamente 27 artículos describían hasta 31 modelos predictivos diferentes, los cuales fueron objeto de análisis.

De ellos 3 modelos se usaban para predecir el número de pacientes que acudirían a los centros hospitalarios contagiados, con lo que estimar cuándo podría producirse una escasez de recursos asistenciales y el posterior colapso del sistema sanitario; 18 modelos, dada la sintomatología del paciente permitía calcular la probabilidad de que estuviese contagiado por COVID-19; 13 de los cuales usaban inteligencia artificial; el resto permiten estimar la gravedad, evolución o hasta el número de días que va a requerir estar hospitalizado.

Entre las variables sociodemográficas tenidas en cuenta esta la edad, género, temperatura corporal, signos y síntomas, como TAC, el recuento de la proteína C reactiva, la deshidrogenasa láctica y de linfocitos.

Estos modelos definen su rango de eficacia entre el 73 y el 81% de los que permiten predecir el número de pacientes que acudirían a los centros hospitalarios contagiados; entre el 81 y el 88% de los que permiten determinar dada la sintomatología que el paciente estuviese contagiado por COVID-19; y entre el 85 y el 99% de los modelos que predicen la gravedad, evolución o hasta el número de días que va a requerir estar hospitalizado.

Entre las limitaciones de los modelos hay que informar que estos han sido elaborados a partir de los datos de pacientes recogidos en China, a excepción de uno de los modelos que se basaba en datos propios, es decir, estos modelos pueden permitir con un mayor o menor rango de acierto determinar lo que sucederá con pacientes de China, a pesar de lo cual actualmente se está utilizando en diversos países sin atender a las diferencias poblacionales.

Igualmente, en su mayoría no incluyen datos completos de pacientes, con falta de una muestra representativa de grupo control, donde se han excluido casos sin la debida justificación.

Teniendo en cuenta estas limitaciones los investigadores del estudio advierten sobre el uso extensivo de modelos no suficientemente validados para la toma de decisiones por lo que se pueden estar adoptando medidas inadecuadas, es decir, si el modelo que emplea el personal sanitario no es todo lo confiable que debiera, no se pueden garantizar que las decisiones adoptadas sean las más "acertadas". Retomando lo visto hasta el momento, niveles moderados de estrés, información y formación adecuada y precisión de los modelos de diagnóstico y de pronóstico de la evolución de la enfermedad, van a ser clave para la mejor toma de decisión, a pesar de lo cual, en ocasiones estas no están en las manos del personal sanitario que atiende directamente a los pacientes con COVID-19 si no que puede estar determinado por estamentos políticos quienes después de realizar un análisis de coste-beneficio y en atención a optimizar los recursos disponibles, pueden llegar a adoptar decisiones orientadas a ofrecer dichos escasos recursos a aquellos que se entiendan que tienen mayores posibilidades de superar la enfermedad (@moedetriana, 2020) (ver Ilustración 30), es decir, estas decisiones políticas irían encaminadas a facilitar el acceso a aquellos contagiados que físicamente estén más fuertes a la hora de hacer frente a la enfermedad, dejando para un "segundo momento" o sin atender a aquellos que por su edad se vean más debilitados. Decisiones que están justificadas como medida preventiva para evitar el colapso del sistema sanitario que se podría producir cuando el número de camas hospitalarias o del equipo disponible fuese inferior a la demanda existente en un momento dado.

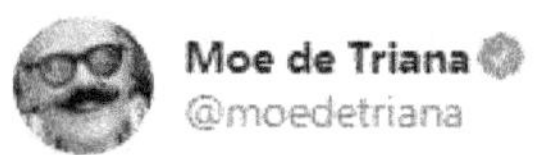

Moe de Triana
@moedetriana

Holanda quiere dejar morir a sus ancianos; Francia no cuenta los muertos fuera de los hospitales; Alemania únicamente cifra las víctimas sin patologías previas... porque el asco tampoco entiende de fronteras.

UNA 'CULTURA FRENTE A LA MUERTE' DISTINTA

La estrategia holandesa ante el Covid-19: "No traigan a los débiles y ancianos al hospital"

Los Países Bajos creen que el colapso hospitalario en España e Italia se debe a su insistencia en salvar a los ancianos: "llevarlos al hospital para morir allí es inhumano"

2:38 p. m. · 27 mar. 2020 · Twitter for iPhone

Ilustración 30 Tweet Holanda y COVID-19

Lo que, sin quererlo, y ante la necesidad de priorizar puede llevar a desproteger a determinados colectivos, dada su mayor vulnerabilidad al contagio, pero sobre todo por tener una mayor mortalidad entre dicha población, como por ejemplo en el caso de los más ancianos.

Decisión asumida por algunos gobiernos lo que evita que el personal sanitario tenga que hacer frente a este tipo de planteamientos para decidir qué paciente va a ser atendido y cuál no, sabiendo que con ello las posibilidades de supervivencia del segundo van a disminuir considerablemente, medida criticada por otros gobiernos por insolidaria, considerando que la protección sanitaria debería de ser para todos los ciudadanos y no solo para aquellos que tienen más posibilidades de superar la enfermedad, pero ¿cómo es posible que se lleguen a adoptar este tipo de decisiones desde un estamento público como es el gobierno de un país?

Esto podría ser explicado atendiendo a los resultados obtenidos por una investigación llevada a cabo conjuntamente por la Universidad de Cambridge (Inglaterra), junto con la Universidad de Radboud y la U.M.C. St. Radboud (Países Bajos) (van den Bos, Jolles, & Homberg, 2013), en cuyo estudio se realiza una exhaustiva revisión de los artículos publicados sobre la toma de decisión.

Así se analizan los distintos factores que influyen a la hora de decidir entre varias opciones, prestando especial atención a la influencia social del contexto como modulador de nuestras propias decisiones, ya sea desde el aprendizaje de conductas y valores dado por el aprendizaje social, como por fenómenos como la presión grupal, el conformismo social, la cooperación y el estrés social entre otros, todo ello modulado por el campo de las emociones.

Los resultados del estudio informan que, frente a cualquier otra variable analizada, lo que más va "pesar" a la hora de tomar una decisión, incluso las que tienen una mayor repercusión en la ciudadanía, por ejemplo, por ser adoptadas por un gobierno, va a ser en primer lugar "el qué dirán", es decir, se atiende casi en exclusiva al cómo va a ser acogida dicha medida.

Pero si bien estas decisiones en tiempos de crisis van encaminadas a mejorar la asistencia sanitaria entre aquellos que tienen más posibilidades de sobrevivir a los efectos negativos de la infección del COVID-19, en el ámbito de la salud existen multitud de casos de cómo trabajar con la población para que esta también participe de la toma de decisiones sobre todo de los pacientes fomentando entre ellos una finalidad altruista cuando llegue el momento de morir, lo que ha podido permitir que otra persona siga viviendo, tal es el caso de las donaciones.

Son muchos los profesionales sanitarios y asociaciones que tratan de concienciar a la población de la necesidad de tener donantes, y es a través de un sencillo gesto como el sacarse el carné de donante como se puede expresar la aceptación de la donación.

Dependiendo de aspectos culturales, existe un mayor o menor porcentaje de donantes entre la población, mostrándose grandes diferencias de un país a otro, lo que indica la mayor o menor conciencia que hay sobre dicho gesto y las consecuencias positivas futuras que tiene en el receptor, que de otra forma se ve abocado a seguir esperando a que le comuniquen una próxima intervención, sabiendo que cada día que pasa sin recibir el órgano que le falla, su calidad de vida va empeorando, de ahí la importancia de contar con nuevos donantes que aumenten las posibilidades de trasplante de estos pacientes..

Con respecto al perfil de las personas más dispuestas a ser donantes de órganos estos suelen ser precisamente los familiares de los receptores de la donación, ya que tienen una mayor conciencia de la necesidad, pero también de la utilidad de compartir los órganos una vez que estos ya no nos sirven. Así el testimonio de receptores y donantes facilita que otros puedan concienciarse de esta problemática, y convertirse ellos mismos en donantes expresado a través de un carné, donde se indica la voluntad de ayudar después de la vida.

A pesar de lo anterior, no todas las personas pueden ser donantes, ni tampoco todos los órganos en un momento dado son viables para la donación, es por ello que el personal sanitario debe de determinar si se puede realizar la donación o no, pero si la persona no tiene el carnet de donación ni ha expresado en vida su deseo o intención de ser donante, es más difícil para los profesionales poder encontrar órganos sanos que puedan ser donados, de ahí que se hagan grandes esfuerzos en los medios de comunicación y a través de charlas y jornadas de sensibilización para ayudar a las personas a ver la problemática, y una vez consciente de ella, poder convertirse ellos mismos en donantes pero, ¿se puede predecir si alguien tomará la decisión de ser donante de órganos?

Esto es precisamente lo que se ha tratado de averiguar con una investigación realizada conjuntamente desde la Universidad de Martin-Luther y la Escuela de Medicina M.S.H. de Hamburgo (Alemania) (Hübner, Mohs, & Petersen, 2014); en el mismo participaron 78 estudiantes universitarios con edades comprendidas entre los 19 a 33 años, de las cuales 37 eran mujeres,

A todos ellos se les preguntó sobre la intención de convertirse en donante de órganos, igualmente se les pasó una prueba sobre intenciones a través de pruebas implícitas, empleando el test denominado Implicit Associate Test (Egloff, Schwerdtfeger, & Schmukle, 2005; Greenwald, McGhee, & Schwartz, 1998) donde se ha de valorar entre dos estímulos presentados en la pantalla.

El estudio comparó los resultados de las respuestas explicitas, es decir, aquellas que expresaban de viva voz, con las implícitas, evaluadas mediante el ordenador. Así se pudo comprobar cómo la expresión de la voluntad de ser donante se correspondía con el acto de sacarse el carné de donante, y por tanto era mejor predictor que las pruebas implícitas empleadas.

Aspecto que entra en contradicción con los resultados encontrados en otros ámbitos como es el de la publicidad, donde se entrevistan y realizan distintas pruebas a los participantes para averiguar su opinión sobre un nuevo producto o servicio, siendo habitual que aquello que dicen, no se corresponda siempre con la consecuencia de comprar o adquirir el producto.

Quizás la diferencia principal es que cuando uno tiene que afrontar este tipo de decisiones no lo hace a la ligera, sino que medita y recapacita sobre ello, por lo que cuando a alguien se le pregunta, su respuesta ya está suficientemente establecida en la persona, lo que con posterioridad se constata en la conducta de sacarse el carné de donante, como un paso más y natural a la decisión personal adoptada al respecto.

En el estudio faltaría comprobar qué mecanismos psicológicos pueden estar implicados en el cambio de opinión, para poder emplearlos en las distintas campañas de sensibilización que se realizan anualmente y así incrementar el efecto de estas consiguiendo un mayor número de personas dispuestas a donar sus órganos al final de sus vidas y con ello, y es lo más importante poder dar salud y alargar la vida de otras personas necesitadas de esos órganos.

Por tanto y volviendo al tema de las decisiones en el ámbito de la salud, esta va a tener en cuenta tanto a los informes médicos como a la opinión del paciente y de sus familiares cuando la situación lo requiera, lo que mitigará las consecuencias emocionales de dicha decisión en el personal sanitario en el caso del fallecimiento del paciente.

Siendo mayor este impacto cuanto más imprevista sea la circunstancia que le lleva a perder al paciente, tal y como lo muestra una investigación realizada desde la Escuela de Psicología y el Centro de Neurociencia Traslacional y Salud Mental de la Universidad de Newcastle; junto con el Distrito de Salud Local Hunter de Nueva Inglaterra (Australia) (Ross, Sankaranarayanan, Lewin, & Hunter, 2016) donde se analiza el impacto en los profesionales de la salud ante la pérdida de la vida de un paciente provocada por suicidio.

En el estudio participaron 135 trabajadores de la salud, con edades comprendidas entre los 21 a 64 años, de los cuales el 65,9% eran mujeres; entre los profesionales que participaron estaban psicólogos, psiquiatras, enfermeros, trabajadores sociales y terapeutas ocupacionales, los cuales contestaron a un cuestionario por vía telemática sobre sus niveles de ansiedad a través de la escala denominada State-Trait Anxiety Inventory (Iwata et al., 1998; Spielberger et al., 1970), sus niveles de Burnout a través del Maslach Burnout Inventory-Human Services Survey (Azeem, 2013; Christina Maslach & Jackson, 1981) y sus creencias sobre el suicidio a través de un cuestionario ad-hoc.

Los resultados indican que el 70,4% de los participantes habían perdido a un paciente por suicidio, e igualmente en el ámbito de su vida privada el 50,4% habían tenido una experiencia relacionada con el suicidio; además el 71,9% afirmaron nunca haber recibido ningún tipo de formación para afrontar el suicidio dentro de su contexto laboral. Entre las consecuencias de haber vivido un episodio de suicidio en el trabajo, los participantes mostraron mayores niveles de ansiedad, con una mayor sensación de burnout.

Tal y como señalan los autores del estudio, los resultados indican una clara necesidad de una formación especializada entre el personal sanitario para el manejo de las situaciones de suicidio, tanto en la detección de síntomas que ayuden a su prevención como para afrontarlo.

Una realidad, la del fallecimiento de pacientes, para la cual debe de estar preparado el personal sanitario, debido a que, si no se recibe formación alguna, ni ningún tipo de intervención paliativa posterior sobre este personal, el trabajador va a sentirse desapegado de aquello que hace, perdiendo el sentido por su profesión, vivenciando altos niveles de ansiedad en el puesto, todo ello unido a una sensación de burnout.

Para conocer la incidencia del burnout entre la población de enfermería se ha realizado un estudio transcultural desde el Departamento de Medicina junto al Departamento de Psicología de la Universidad de Oviedo (España); y la Escuela de Enfermería de la Universidad de São Paulo, junto con la Escuela de Enfermería de la Universidad Federal de Tocantins (Brasil) (Baldonedo-Mosteiro et al., 2019); en el mismo participaron 589 trabajadores sanitarios, con edades comprendidas entre los 20 a 64 años, de los cuales el 89,47% eran mujeres; entre enfermeros, técnicos y auxiliares tanto de España (52,8%) como de Brasil (47,2%).

A todos ellos se les administró el Maslach Burnout Inventory - Human Services Survey (C Maslach & Jackson, 1997) para evaluar los tres componentes del burnout, el agotamiento emocional, la despersonalización y la realización profesional.

Los resultados indican que el personal de enfermería en España muestra significativamente mayores niveles de despersonalización; mientras que el personal de Brasil lo hace con respecto al logro profesional.

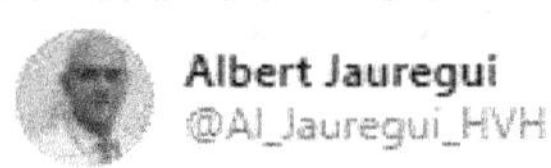

Albert Jauregui
@Al_Jauregui_HVH

Desde que era estudiante de medicina he sentido admiración por el colectivo de #enfermeria. Pero en éstos días de crisis por el #COVID19 me he dado cuenta de algo más. Los médicos curamos a los pacientes, pero #enfermeria es quién hace los milagros .
@vallhebron

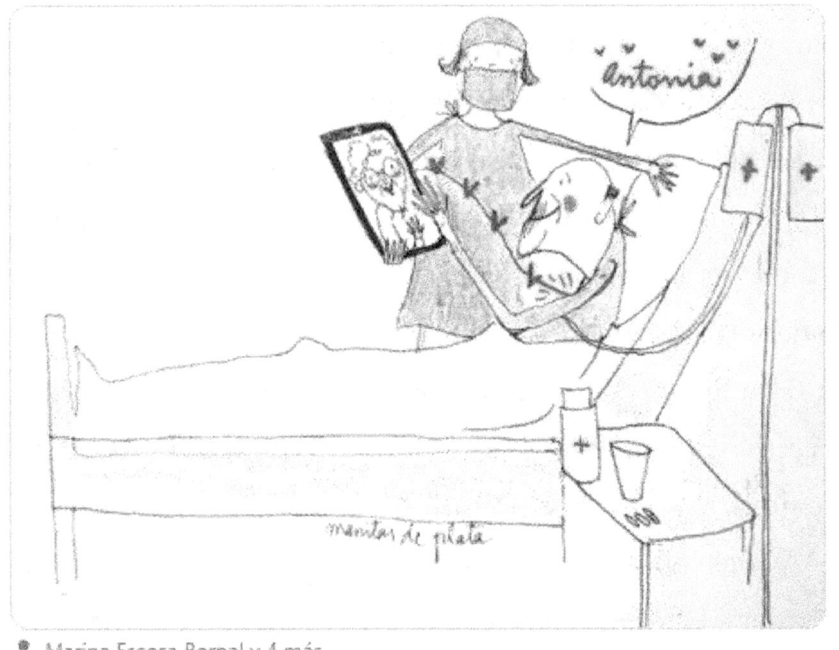

Marina Escosa Bernal y 4 más

9:44 p. m. · 16 abr. 2020 de la Vall d'Hebron, Barcelona · Twitter for iPhone

Ilustración 31 Tweet Agradecimiento a Enfermería

En España el personal técnico y los auxiliares de enfermería mostraban significativamente mayores niveles de afectación en el ámbito emocional frente a los enfermeros.

En cambio, en Brasil la sensación de despersonalización era mayor entre el personal de enfermería frente a los técnicos y auxiliares.

Estas diferencias entre países en el padecimiento del burnout podrían ser explicadas por las condiciones económicas y laborales, siendo tanto en España como en Brasil el colectivo más expuesto a sufrir burnout los auxiliares y técnicos frente al personal de enfermería, y a pesar de ello siguen dispuestos a desempeñar su labor con la mayor humanidad posible (@Al_Jauregui_HVH, 2020) (ver Ilustración 31).

Fenómenos Sociales

Si bien la sociedad está regulada por unas normas asumidas y aceptadas por todos, en ocasiones estas pueden llegar a modificar la forma en que se relacionan los individuos, como en el caso de la pandemia, donde se limitan las posibilidades de movimiento para tratar de frenar de esa forma el avance de la enfermedad.

Una situación, la del contagio de la población sobre todo entre los sectores más desprotegidos que ha llevado a los gobiernos a adoptar medidas sin precedentes como en el caso del confinamiento de buena parte de su población.

Lo que ha obligado a modificar los hábitos de vida y usos que hasta ese momento tenían los ciudadanos los cuales únicamente han podido salir para aprovisionarse o trabajar en algunos casos, pero ¿qué consecuencias tiene sobre la salud psicológica el confinamiento de los ciudadanos?

Esto es lo que ha tratado de responderse con una investigación realizada desde la Universidad de Valladolid (España) (Odriozola-González, Planchuelo-Gómez, Irurtia-Muñiz, & Luis-García, 2020), en el estudio participaron 3.550 adultos, quienes respondieron de forma telemática a dos cuestionarios, el primero para evaluar la sintomatología depresiva y ansiosa, a través del

Depression Anxiety Stress Scale (Henry & Crawford, 2005); y el segundo para evaluar el estrés postraumático a través del Impact of Event Scale (Horowitz, Wilner, & Alvarez, 1979).

Los resultados informan de sintomatología ansiosa en el 32,4% de los participantes, mientras que el 37% sufrían estrés y el 44,1% depresión, presentándose mayores niveles entre las mujeres y los jóvenes, sobre todo entre los que mostraban problemas previos de ansiedad y depresión, y que han pasado por sintomatología que pudiera hacer sospechar que se ha tenido COVID-19 según un auto reporte; es decir, y según estos resultados 1 de cada 3 ciudadanos va a sufrir sintomatología asociada a estados emocionales, los cuales van a estar mediados principalmente por el género, la edad, y si ha tenido o no antecedentes de problemas de ansiedad y depresión previos al confinamiento.

Si bien estos efectos analizados son de carácter individual, la sociedad en ocasiones responde al unísono siguiendo un sentimiento de pertenencia, aspecto que ha quedado recientemente reflejado en la expresión de agradecimiento hacia el personal sanitario, donde cada uno desde su domicilio suele salir a la terraza o la ventana para expresar su apoyo mediante un sonado aplauso, comportamiento importado de los países que ya pasaron por este confinamiento previamente.

La intención con este pequeño homenaje es dar apoyo moral y demostrar que la sociedad valora el esfuerzo que se está realizando desde el personal sanitario el cual no sólo está atendiendo a los pacientes con COVID-19, sino que ellos mismos se están exponiendo al contagio precisamente por dicha labor.

Es decir, y tal y como se ha expuesto en el capítulo anterior, mientras que la población permanece confinada en sus domicilios con la "única" preocupación sobre en qué ocupar su tiempo, el personal sanitario debe de acudir al centro de salud considerado por los propios profesionales como una "zona de guerra", donde todos los días se puede llegar a perder la vida de un paciente.

Lo que le ha provocado que se considere al personal sanitario como "héroes" en esta lucha contra la pandemia, de ahí que se hayan extendido las muestras de apoyo y agradecimiento hacia este colectivo, que en muchos casos van más allá del cumplimiento de su labor, exponiendo su propia vida por salvar la de los demás, y por ello el merecido homenaje con el aplauso, aspecto que ha llegado a extenderse incluso hasta el Parlamento Europeo (@EPinternacional, 2020) (ver Ilustración 32).

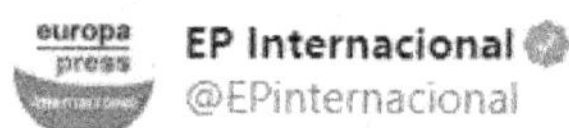

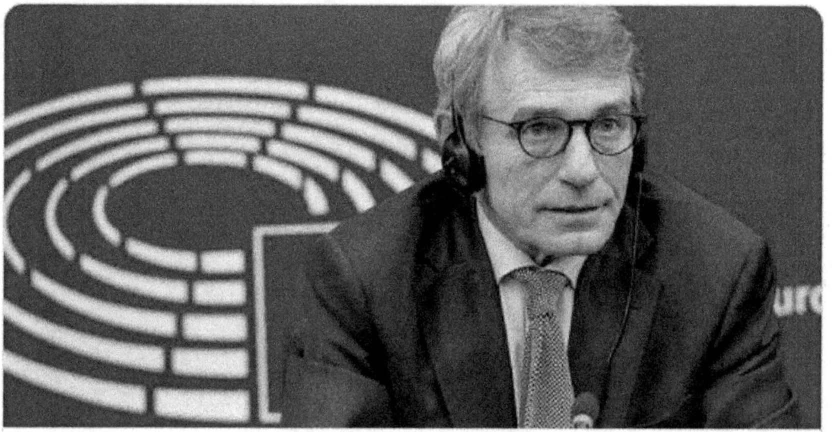

Ilustración 32 Tweet Aplauso Parlamento Europeo

Un agradecimiento que no queda en este gesto simbólico, sino que una vez conocida sobre las carencias sufridas por parte de algunos centros sanitarios en relación con la disponibilidad de EPIs anteriormente comentadas, y el creciente número de contagiados entre el personal sanitario, ha hecho reaccionar a la propia sociedad civil, la cual, en la medida de sus posibilidades se ha organizado para dar respuesta.

Así se ha recibido donaciones de empresarios y personas anónimas para facilitar la adquisición de este equipamiento para el personal sanitario, igualmente las universidades y centros de investigación han realizado grandes esfuerzos para la generación de respiradores, esenciales para el tratamiento de los pacientes, buscando que estos sean eficientes y económicos, con lo que poder dar respuesta a las demandas puntuales de los centros.

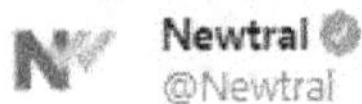

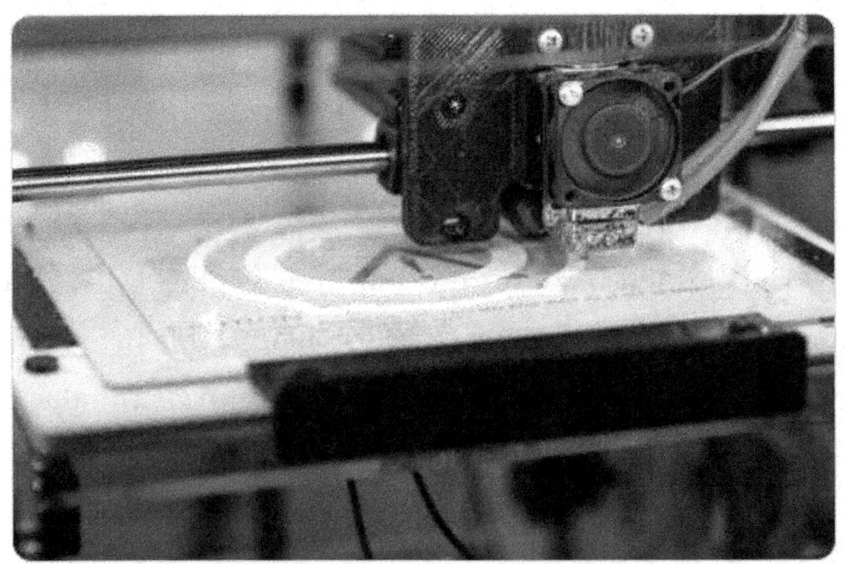

Ilustración 33 Tweet Voluntarios Impresoras 3D

Y por último y no por ello menos importante han surgido iniciativas particulares para contribuir desde el propio domicilio, por ejemplo entre los usuarios de impresoras en 3D para la impresión de equipos para los hospitales, o incluso en el caso de la elaboración de mascarillas, los ciudadanos se han volcado en dicha labor, con un sentimiento de que realmente ahora sí están haciendo algo para combatir los efectos negativos del COVID-19 (@Newtral, 2020) (ver Ilustración 33). Aunque no todos los sentimientos expresados colectivamente tienen un carácter positivo, así uno de los aspectos más temidos por los gobernantes son los movimientos en masa no controlados, ya que esto puede generar caos y poner en peligro la propia supervivencia de la sociedad, en este caso ante la posibilidad de contagio del COVID-19.

Si bien el movimiento de masas es aspecto de estudio y análisis por parte de la sociología, existe un componente psicológico fundamental, las emociones, las cuales son parte de nuestra vida, seamos conscientes o no de ello, y están presentes en cada una de las acciones y decisiones que tomamos, de ahí la importancia de su estudio.

Los comportamientos irracionales por su parte están basados en un componente cognitivo donde se actuaría de forma diferente a lo esperado según las circunstancias y la sociedad en la que se encuentra.

En donde se puede producir en las masas el "contagio" emocional cuando se extienden más o menos sin control determinadas creencias que generan un sentimiento sea este positivo o negativo, siendo este mayor en cuanto afecte a las emociones de alta activación como la euforia, la de cólera o la ira, y sobre todo que se relacionen con las emociones primarias, la de cólera, la alegría, la tristeza y el miedo.

Es precisamente basado en este último sentimiento miedo que se llega a contagiar en la colectividad, ante la creencia de la posibilidad de ser contagiados, en lo que se basa el reciente incremento de agresiones tanto verbales como física en los propios centros de trabajo por parte de los familiares.

E incluso y ya entrando en el ámbito personal se han recibido "presiones" por escrito en forma de "notas" publicadas en los espacios públicos como en los ascensores, informando sobre que esa persona que trabajan en un centro de salud atendiendo o no a pacientes contagiados de COVID-19 no es bienvenida en dicho edificio donde tiene su casa, igualmente se ha producido que algunos caseros no han permitido renovar el contrato de alquiler a los sanitarios, lo que sin duda agrava la presión que este colectivo sufre por el trabajo, al impedir que tengan un sitio donde poder descansar, lo que ha llevado a algunos sanitarios a "vivir" en el propio centro de trabajo.

También se han dado casos, que cuando acudían a diario a su centro de trabajo, para "salvar vidas" algunos ciudadanos no les dejan acceder a los transportes públicos increpándolos, e igualmente se ha llegado a dañar sus bienes privados de este personal con pintadas con alusiones ofensivas como forma de tratar de amedrentarlos (@FuerzasDelOrden, 2020) (ver Ilustración 34).

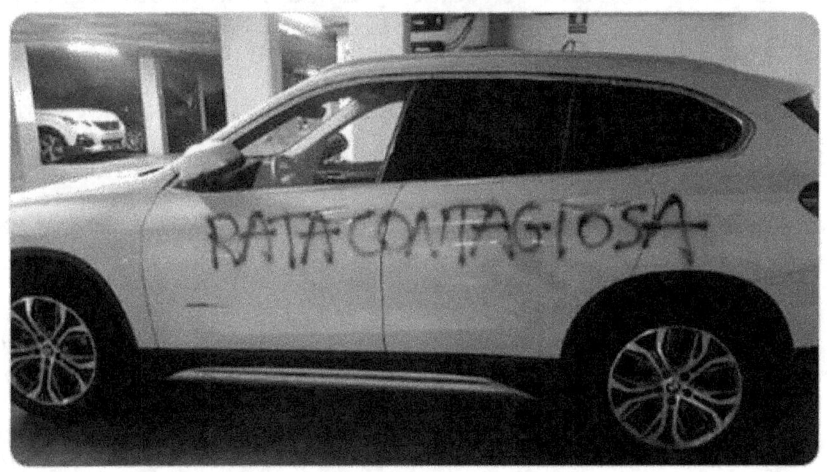

Ilustración 34 Tweet Pintada a Sanitario

Pero si bien se está viviendo una situación excepcional ante la pandemia no hay que olvidar que el colectivo sanitario ha estado sufriendo en los últimos años importantes problemas en cuanto al contacto de la ciudadanía se refiere, donde día a día se acumulan las demandas de los profesionales que se quejan del mal trato recibido, en ocasiones insultos, amenazas e incluso agresiones físicas por parte de pacientes y familiares.

Una situación que extrañamente pasa en la mayoría de las ocasiones desapercibido por parte de los medios de comunicación a pesar de ser una reivindicación "histórica" y que se ha visto agravado en los últimos años.

Desde el Consejo General de Enfermería quien ofrece los resultados de un estudio realizado a 1.623 enfermeros de España sobre la gravedad y frecuencia de las agresiones sufridas, informa que sólo denuncia 2 de cada 10 enfermeros; mientras que 1 de cada 3 ha sido víctima o presencia una agresión física; y 2 de cada 3 las agresiones verbales; siendo el agresor en más de la mitad de los casos por familiares (Consejo General de Enfermeria, 2019).

Una situación similar a la que hasta hace unos años vivió el colectivo de los docentes, especialmente en las etapas de secundaria, donde ya no sólo se enfrentaban y agredían a los profesores, sino que además se jactaban de ello subiendo los vídeos en internet.

Hoy en día y a pesar de que se siguen produciendo insultos y vejaciones sobre todo a través de las redes sociales, y especialmente dentro de los grupos privados, a pesar de ello el avance en cuanto a la defensa de los derechos de privacidad están empezando a proteger frente a vejaciones, injurias o amenazas cometidas a través de Internet lo que está permitiendo "controlar" esta proliferación de expresiones. Pero si bien regulaciones legislativas como la Ley Orgánica 1/2015 de 30 de marzo, por la que se modifica la Ley Orgánica 10/1995 de 23 de noviembre del Código Penal ha posibilitado perseguir actuaciones hasta entonces no contempladas como delito, lo que realmente fue un hito, marcando un antes y después en cuanto al control de la agresión hacia los profesionales del ámbito educativo. Lo cual ha tenido su desarrollo normativo como en el caso de la Comunidad de Madrid mediante la Ley 2/2010, de 15 de junio, sobre la Autoridad del Profesor; por su parte otras comunidades como en el caso de Andalucía todavía están en tramitación de su legislación correspondiente (Junta de Andalucía, 2019).

Entre las medidas adoptadas o previstas, según el momento legislativo de cada comunidad se encuentra el considerar la agresión hacia el docente como un atentado a la autoridad pública, tal y como sería la de agredir a un juez o al personal de cuerpos y fuerzas de seguridad, aspecto que con anterioridad estaba restringido en el ámbito educativo a los inspectores educativos. Otra de las medidas es que se estima el testimonio del docente con valor probatorio y presunción de veracidad, sin necesidad de presentar prueba al respecto, siendo la otra parte la que tendría que demostrar que los hechos no son como los relatados por el docente.

Además, se establece multa y hasta pena de cárcel para el caso de agresiones físicas por parte de padres o tutores; mientras que los menores infractores tendrán la obligación de resarcir económicamente al centro de los daños que pudiesen provocar en el material o las instalaciones de este.

Sin duda un gran avance en cuanto a ofrecer seguridad a los docentes que hasta ese momento debían de realizar una denuncia ante la policía y presentar las pruebas para demostrar que se había producido la agresión; pero en el ámbito de la salud, aunque se han hecho algunos avances al respecto, como la designación el 12 de Marzo como el Día Europeo contra las Agresiones a Profesionales Sanitarios con lo que sensibilizar a la población sobre esta problemática, queda mucho por hacer para dar mayor protección ante las agresiones verbales y físicas, aspecto que en ocasiones es suplido por la buena disposición mostrada por los cuerpos y fuerzas de seguridad (@OMC_Espana, 2020b) (ver Ilustración 35).

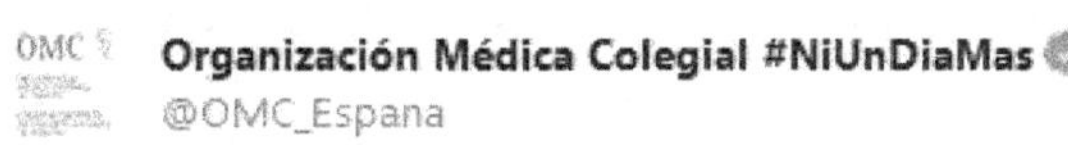

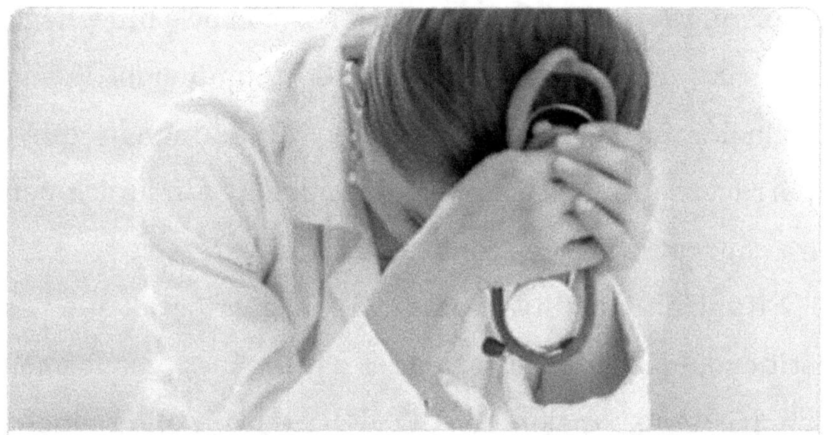

Ilustración 35 Tweet Agresión Personal Sanitario

Capítulo 3. Impacto del COVID-19 en el Personal Sanitario

Si bien el confinamiento puede ser una de las medidas más mediáticas e incluso impopulares, sobre todo cuando por primera vez en la historia el gobierno chino llegó a clausurar una de sus provincias impidiendo la libre circulación de sus habitantes, y dictaminando que se encerrasen en sus casas permitiéndoles salir únicamente para conseguir víveres con los que alimentarse.

Situación inédita hasta la fecha, pero que está justificada desde las autoridades sanitarias como forma de combatir la expansión del COVID-19 y con ello reducir la posibilidad de contagiar a otros, medida que en mayor o menor grado ha sido adoptada por muchos países cuando el número de sus ciudadanos infectados ha ido creciendo de manera descontrolada, pasando de unos pocos casos a cientos o miles.

Un confinamiento domiciliario que ha ido antecedido por el cierre de los centros educativos, y que ha hecho que aquellos puestos que así lo permitían se adaptasen trabajando de forma remota para con ello que se mantuviese en la medida de lo posible la actividad económica.

En cambio, y mientras la mayoría de la ciudadanía permanece en sus casas el personal sanitario es llamado y hasta reclutado para atender el número creciente de casos que se produjo en los primeros días, con los que evitar la quiebra del sistema sanitario.

Pero a pesar de que este personal no ha estado confinado y por tanto no ha sido expuesto a sufrir los efectos de dicho encierro, no es ajeno a la situación, al ver cómo familiares y allegados no pueden salir y en algunos casos pueden estar sufriendo carestías si no han tenido la oportunidad de adaptarse al teletrabajo.

Es decir, el personal sanitario va a estar sometido a un doble componente emocional, por una parte el estrés de enfrentarse a una situación que potencialmente pone en peligro su propia vida al poderse contagiar; y por otra como padre/madre; hijo/a; hermano/a de familiares que están confinados.

Situación que va a afectar al estado emocional y la salud mental de este personal, lo que va a repercutir en la eficiencia de su labor, pudiendo ponerse en riesgo a ser contagiado por un descuido por ejemplo, al trabajar demasiado cansado al haber realizado turnos dobles (@Medicilio, 2020) (ver Ilustración 36).

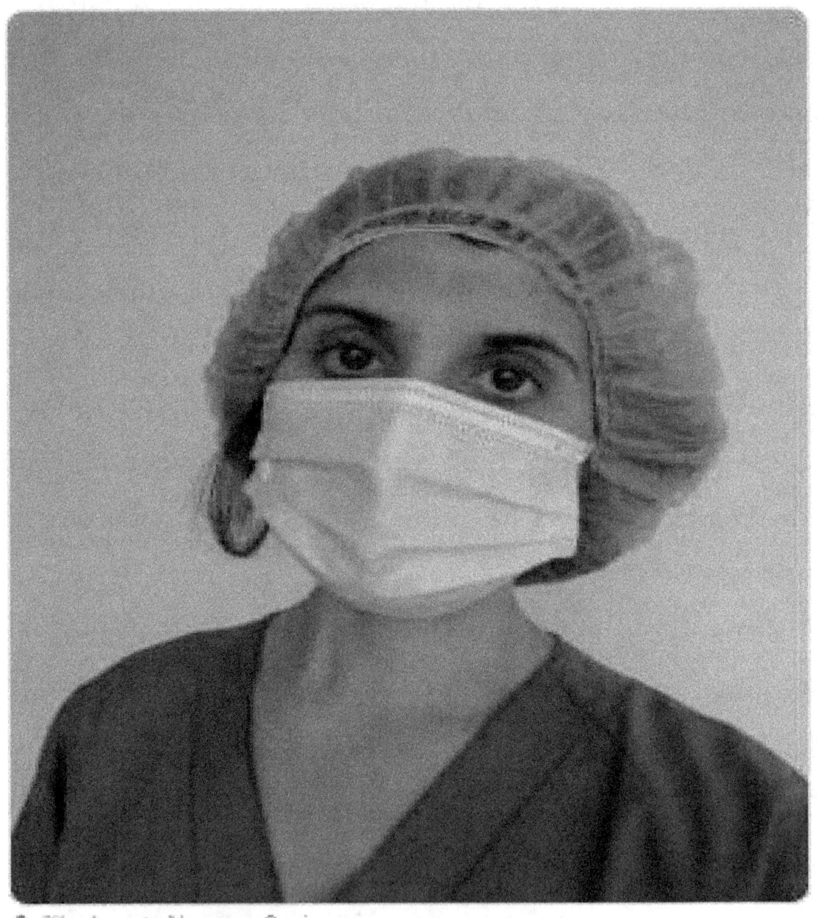

Ilustración 36 Tweet Queja de Enfermera

Depresión en el Personal Sanitario

La tristeza es un estado por el cual uno deja de sentirse "pleno" o al menos "normal", considerada como una de las emociones básicas, junto con la felicidad o el miedo. Son muchos los motivos que pueden generar tristeza, desde la pérdida de un ser querido, hasta el no haber logrado una meta ansiada.

La depresión y basado en su origen puede distinguirse entre exógena y endógena, en el primer caso dicha depresión provendría de acontecimientos externos "negativos" que vivencia la persona y que le afectan a su estado de ánimo, por ejemplo, la ruptura sentimental o la pérdida de un ser querido, al extenderse la tristeza provocada más allá del período del duelo.

Entre los muchos efectos de la depresión, se puede encontrar que está caracterizado por sentimientos de culpa, desesperanza e inutilidad, con pensamientos negativos; además de un incremento de la sensibilidad al dolor, con malestar persistente, problemas digestivos, fatiga, irritabilidad, pérdida de interés por lo que antes le agradaba, dificultad para concentrarse, además de alteración del sueño, pero ¿cuál es el impacto económico en un país del primer mundo del padecimiento de la depresión entre la ciudadanía?

Esto es precisamente lo que ha tratado de averiguarse con una investigación realizada conjuntamente desde el Instituto de Epidemiología, Medicina Social e Investigación del Sistema de Salud de la Facultad de Medicina de Hannover; junto con el Instituto de Práctica General de la Universidad Goethe de Frankfurt; y el Instituto de Medicina General y Medicina Familiar de la Universidad de Friedrich-Schiller Jena (Alemania) (Krauth et al., 2014).

En el estudio intervinieron 70 médicos de la red sanitaria alemana, los cuales realizaron una reevaluación de sus pacientes diagnosticados con depresión, a la vez que les informaban del estudio y recogían su consentimiento para participar, con lo que al final fueron 626 pacientes los que completaron las encuestas, siendo el 75,7% mujeres.

De cada participante se recogieron cinco datos, la medicación que recibían, las visitas al médico general, las visitas al especialista, la psicoterapia que seguían y el número de hospitalizaciones, siendo su coste extraído de unas tablas estandarizadas estimadas por la Oficina de Estadística Federal.

Para comprobar la evolución de este gasto a lo largo del tiempo, se les evaluó en tres momentos, la primera vez junto con el consentimiento informado sobre el motivo de su participación, la segunda a los seis meses y la última al año de iniciarse el estudio.

Los resultados muestran que el coste medio por paciente con depresión mayor durante un año es de 3.813€, no encontrándose diferencias significativas en el gasto sanitario por esta patología en función del género del paciente, a pesar de que en el estudio tres cuartas partes de los que participaron eran mujeres.

Lo que en cifras macroeconómicas teniendo en cuenta el número de pacientes con depresión mayor a los que se atiende genera un gasto anual en Alemania de 15.6 billones de euros.

Cantidad que a los autores les parece excesiva, a pesar de ser el trastorno psicológico más frecuente entre los pacientes que acuden a consulta, de ahí que los autores del estudio sugieran realizar mayores intervenciones tanto en la detección temprana de este trastorno como de búsqueda de nuevas y mejores técnicas y terapias con las que reducir el número de consultas, y sobre todo el coste total de la atención recibida por los pacientes con depresión mayor.

Aunque los resultados son reveladores, no informan sobre si es más o menos costoso que el tratamiento de otras enfermedades mentales, e incluso que otras afecciones físicas que se atienden, con lo que no se puede estimar si se trata de un gasto excesivo o no para las administraciones, ni si se tiene que priorizar sobre otras enfermedades debido a su elevado coste.

Todo lo anterior da muestras de cómo no se trata de un problema menor, por sus implicaciones tanto en lo que respecta al paciente y su salud, como del coste económico que genera en el sistema sanitario.

Así, una vez puesto en perspectiva este problema, queda por indicar que existe una dificultad asociada a esta patología, y es que a pesar de que el propio personal sanitario puede conocer sobre estas consecuencias, a pesar de ello puede decidir no acudir al profesional de la salud mental para solicitar la ayuda psicológica pertinente.

Son diversas las causas que pueden explicarlo, así puede ser debido a factores personales al infraestimar las consecuencias de las emociones que se están viviendo, como a factores culturales donde a diferencia de lo que sucede en otras sociedades donde se ve como normal acudir una vez a la semana al psicólogo, en determinados países se mantiene cierto recelo sobre recibir ayuda profesional por problemas emocionales, sobre todo cuando la salud mental esta asociado al estigma social en dicha población.

Una resistencia a solicitar ayuda que se puede observar entre distintos colectivos de profesionales tal y como lo muestran los resultados de una investigación realizada desde la Universidad Estatal de Iowa junto con la Universidad Aubum (Heath, Seidman, Vogel, Cornish, & Wade, 2017).

En el estudio participaron 271 varones militares, con edades comprendidas entre los 24 a 38 años, siendo el 80% profesionales de carrera. Todos ellos tuvieron que rellenar el Gender Role Conflict Scale-Short Form (Wester, Vogel, O'Neil, & Danforth, 2012) para evaluar las emociones expresadas; el Clinical Outcomes in Routine Evaluation (Barkham et al., 2013) para evaluar sintomatología asociada al estrés; y la escala Self-Stigma of Seeking Help (Vogel, Wade, & Haake, 2006) para evaluar la solicitud de ayuda psicológica.

Los resultados informan de que aquellos que padecen altos niveles de ansiedad y restricciones emotivas acuden solicitando ayuda psicológica; en cambio, aquellos que tienen unos niveles moderados de ansiedad, y altos problemas emocionales son significativamente más reticentes a solicitar ayuda psicológica, es decir, y extrapolando estos resultados al personal sanitario, este acudiría cuando sintiese que sus niveles de ansiedad son elevados, y no lo haría cuando más lo necesita, es decir ante niveles de ansiedad moderados pero con mayores problemas emocionales. Precisamente para dar respuesta a esta necesidad de ayuda profesional desde los Colegios Oficiales de Psicología se ha habilitado un servicio telefónico gratuíto para la atención psicológica del personal sanitario (@ColEnferMalaga, 2020) (ver Ilustración 37).

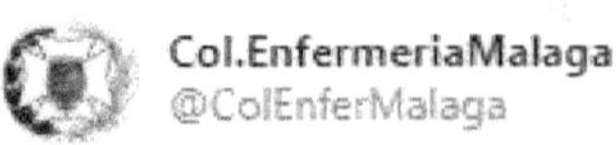

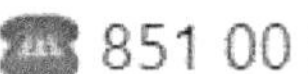

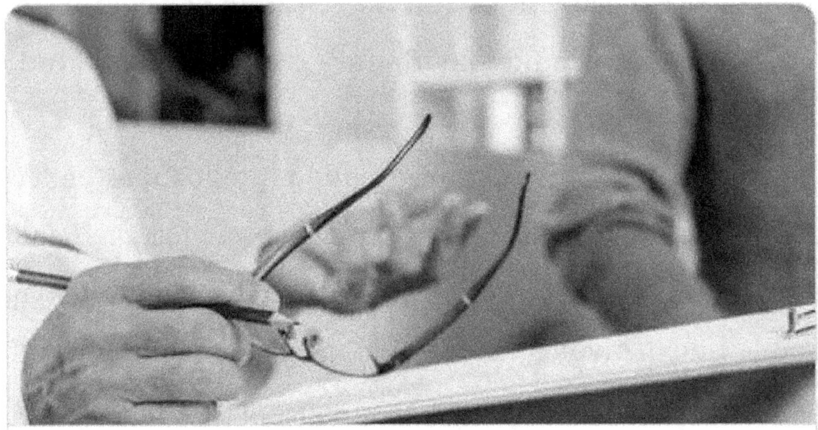

Ilustración 37 Telefono para Sanitarios

Aun y contando con esta disponibilidad de ayuda gratuíta no todos los sanitarios van a estar dispuestos a llamar para solicitar atención psicológica, ya que a pesar de las campañas que anualmente se realizan para la sensibilización de la población sobre la importancia de la labor de los profesionales de la salud mental todavía queda reticencia en la sociedad a la hora de acudir a este servicio, para tratar de comprender esta resistencia se ha llevado a cabo una investigación conjunta desde la Agencia de Relaciones del Territorio del Norte de Australia de la Universidad Charles Darwin junto con la Universidad de la Federación (Australia) (Alexi & Kathleen A. Moore, 2016).

En el estudio se compararon dos poblaciones de adultos, la anglosajona y la griega (con 8 y 9 participantes respectivamente), todos ellos viviendo en Australia, los cuales pasaron por una entrevista semiestructurada cuyas respuestas posteriormente se categorizaron y analizaron, teniendo en cuenta la visión de los participantes sobre la salud mental y sobre si acudían o no a consulta.

Los resultados muestran que los anglosajones tienen menos problemas a la hora de acudir a consulta, mientras que los griegos tratan de buscar ayuda informal, incluida la religiosa para tratar de solucionar este tipo de problemática.

Comportamiento que estaba de acuerdo con la visión de los problemas de salud mental, donde los griegos mostraban un mayor estigma al respecto, es decir, al verlo como un problema socialmente rechazado, eso podía hacer que no acudiesen a consulta, por si "alguien les veía" acudir a dicha consulta.

Tal y como indican los autores todavía se debe de trabajar mucho en la sensibilización por parte de la población de que acudan a los profesionales de la salud mental cuando así lo requieran máxime cuando en la última década se ha producido un importante crecimiento de esta problemática tal y como lo denuncia la OMS; de ahí que sea necesario que entre la población exista una mayor toma de conciencia sobre qué es un profesional de la salud mental, y cuándo se debe de acudir al mismo.

Por tanto, los profesionales de la salud, además de atender y cuidar a los pacientes, deben de cuidarse ellos mismos, para poder evitar sufrir síntomas depresivos o burnout, este último va a estar caracterizado por cansancio, despersonalización y pérdida de la satisfacción, que no ha de ser confundido con la sintomatología depresiva que incluye, estado de ánimo deprimido, llanto fácil, desesperanza, culpa, alteraciones del sueño, síntomas somáticos, ideas suicidas, fatiga grave e irritabilidad pero ¿cómo afecta cada tipo de estrés en la salud?

Esto es lo que ha tratado de responderse desde la Escuela de Psicología Experimental de la Universidad de Bristol (Inglaterra) (Thomson, 2014) para ello se llevó a cabo un estudio en el que participaron 1413 personas, de los cuales 785 habían sufrido depresión (480 endógena y 205 reactiva), cuyas edades medias oscilaban desde los 44 a los 58 años en los que han sufrido depresión reactiva y depresión endógena respectivamente, de entre los participantes más de la mitad, el 67,7% fueron mujeres; como grupo control se usaron los datos del Registro del Servicio Nacional de Salud (de Inglaterra) donde se obtuvo información sobre el número de ataques cardiacos sufridos, así como la tasa de supervivencia de las personas con sus mismas edades.

Los resultados encontraron que los hombres tienden a sufrir un acortamiento significativo de la vida debido a problemas asociados al corazón, pero esta relación solo se produce en el caso de la depresión endógena; por lo que se puede concluir que la depresión no es un problema que se deba de dejar sin diagnosticar ni tratar dentro del personal sanitario ya que puede tener importantes consecuencias en la salud, y sobre todo porque puede llegar a acortar la vida sino se recibe la ayuda profesional correspondiente, máxime cuando está expuesto a situaciones tan graves como el fallecimiento de su paciente (@psiquiatriacom, 2020) (ver Ilustración 38).

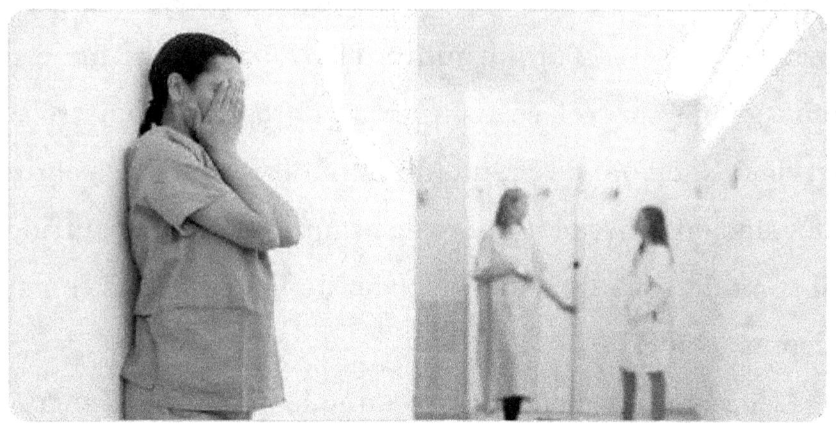

Ilustración 38 Tweet Enfermera Llorando

Ansiedad en el Personal Sanitario

A lo largo del día existen numerosas situaciones que requieren de la máxima atención, en la que se tiene que dar la mejor respuesta posible, ya sea por la premura o por tener que atender a varios requerimientos a la vez, siendo que estas demandas pueden producir estrés, el cual mantenido a medio o largo plazo puede ser nocivo para la salud, es lo que se denomina como distrés, pero también existe el estrés "bueno", es decir, aquel que durante un corto espacio de tiempo potencia las capacidades y hace dar respuestas más acertadas en las actividades que se deben desempeñar, a este segundo tipo de estrés se denomina eustrés.

El que sea "bueno" o "malo", depende tanto de la valoración psicológica de los acontecimientos y situaciones estresantes como de que estas se mantengan durante un cierto tiempo, así, una situación valorada como desafiante, pero atractiva como forma de superarse o de "lucirse", motiva a dar lo mejor de uno mismo, obteniendo éxitos que de otra forma no se alcanzarían; pero si esa situación se mantiene en el tiempo, se produce el agotamiento de los recursos según se explica en el Síndrome General de Adaptación (Selye, 1946), y con ello dejaría de ser motivador convirtiéndose en algo "insufrible", dando el éxito paso a la enfermedad. Este síndrome precisamente da cuenta de cómo se va a ir produciendo este proceso para lo cual se divide en tres etapas:

- La inicial o de reacción de Alarma, desde el momento en que se produce el estímulo o la situación estresante, el organismo se ha de preparar para responder.

- La de resistencia o Adaptación, en ésta fase se pone en marcha el mecanismo Hipotálamo Hipófisis Adrenal (H.H.A.), para dar respuesta a la demanda estresante; si ésta desaparece, el organismo tenderá a una "desactivación" producida por un mecanismo de retroalimentación negativa, que emplea la misma vía H.H.A., de forma que el cortisol de las glándulas suprarrenales inhibirá la producción de la hormona liberadora de corticotropina de la hipófisis y con ello desactivará el eje H.H.A., recuperando así los niveles basales previos a la aparición del estrés; en cambio, si el estímulo estresante se mantiene, el organismo pasará a la siguiente fase.

- La final o de agotamiento, basado en que los recursos del cuerpo son limitados y están disponibles por un escaso tiempo, pasado el cual se produce un agotamiento de los mismos, así como del estado de tensión que lo origina. Este agotamiento, va a traer toda una serie de consecuencias en los distintos sistemas implicados que pueden llevar a la persona a enfermar.

Así un estrés a medio plazo va a tener una serie de consecuencias, como dolores musculares, alteración del sueño y del estado de ánimo e inmunodeficiencia; mientras que un estrés crónico en cambio va a provocar efectos más graves, siendo el responsable de alteraciones digestivas que pueden acarrear úlceras y diarreas; obesidad por el aumento de apetito y con ello se incrementa la posibilidad de padecer diabetes; debilitamiento del sistema inmune, estando más expuesto a infecciones y resfriados; pérdida de memoria, de motivación, sueño, alteración del estado de ánimo; y aumento de la presión arterial y de la frecuencia cardíaca, acumulación de colesterol y triglicéridos en sangre, con aumento de riesgo de padecer enfermedades cardíacas y derrames.

A nivel psicológico la toxicidad de niveles elevados de cortisol en el cerebro de forma aguda, conlleva la afectación de determinadas estructuras neuronales que va a repercutir en un peor desempeño cognitivo, como en el caso del hipocampo, necesario para el establecimiento de nuevos aprendizajes; además va a acrecentar los síntomas de determinados trastornos, como en el caso de la esquizofrenia donde a mayores niveles de estrés, mayor expresión de síntomas psicóticos.

El eje H.H.A. por tanto va a dar la medida de cómo funciona el organismo, si éste lo hace correctamente, es decir, si se produce una activación puntual ante situaciones de estrés, la persona va a poder dar la respuesta adecuada al momento, ya sea de escape o de afrontamiento mientras que, si ésta se mantiene en el tiempo, debido a que el estresor sigue presente, se van a empezar a producir "fallos" en el proceso normal, y con ello se incrementa la probabilidad de sufrir diversas enfermedades.

Y esto es debido a la estrecha relación existente entre el sistema inmune y el psicológico, dado que el primero es fundamental para la correcta recuperación de cualquier alteración del organismo; ya que unas defensas bajas, no sólo ralentizan dicho proceso, sino que favorecen la aparición de infecciones y otras enfermedades.

Relación mediada por el tipo de personalidad que se tenga, así altos niveles de estrés va a afectar principalmente a la salud del corazón, donde aquellos que tienen personalidad Tipo A se muestran especialmente competitivos, inquietos y con elevados niveles de estrés y ansiedad en su día a día, teniendo mayores posibilidades de sufrir alguna patología cardíaca, como el ataque al corazón, el cual, de producirse, no sólo aumenta la posibilidad de tener otro ataque cardíaco si no que debilita sensiblemente este músculo tan importante como es el corazón, pudiendo acortar en muchos casos meses e incluso años de vida. por contraposición surgió el término de personalidad tipo B, como protectora de la salud, caracterizada por un individuo en calma, con una mente en paz, regido por valores de la cooperación y la creatividad, pudiendo ser igualmente eficaz en sus tareas; en este caso el corazón lejos de sufrir los "envites" diarios, parece estar protegido y con ello se producen menos ataques que en los de la personalidad tipo A.

Pero si bien estos tipos de personalidades son los más conocidos, hace algunos años se descubrieron otros dos tipos; así en la personalidad tipo C, hay un alto nivel de expresión de la emoción, particularmente de las positivas, con un ocultamiento de las emociones negativas para el resto de la gente, como resultado van a tener más probabilidades de sufrir reumatismo, infecciones, alergias, enfermedades de la piel y cáncer; por su parte, ante el tipo de personalidad D se exhibe un alto nivel de autoexigencia, con comportamiento hiperactivo y baja autoestima; con desconexión entre el mundo emocional y el "racional", lo que hace que tengan más posibilidades de sufrir enfermedades psicosomáticas. Por todo lo anterior, es importante evitar altos niveles de ansiedad, sabiendo que dependiendo del tipo de personalidad va a tener unos efectos u otros (@2010Asuka2010, 2020) (ver **Error! R**

eference source not found.).

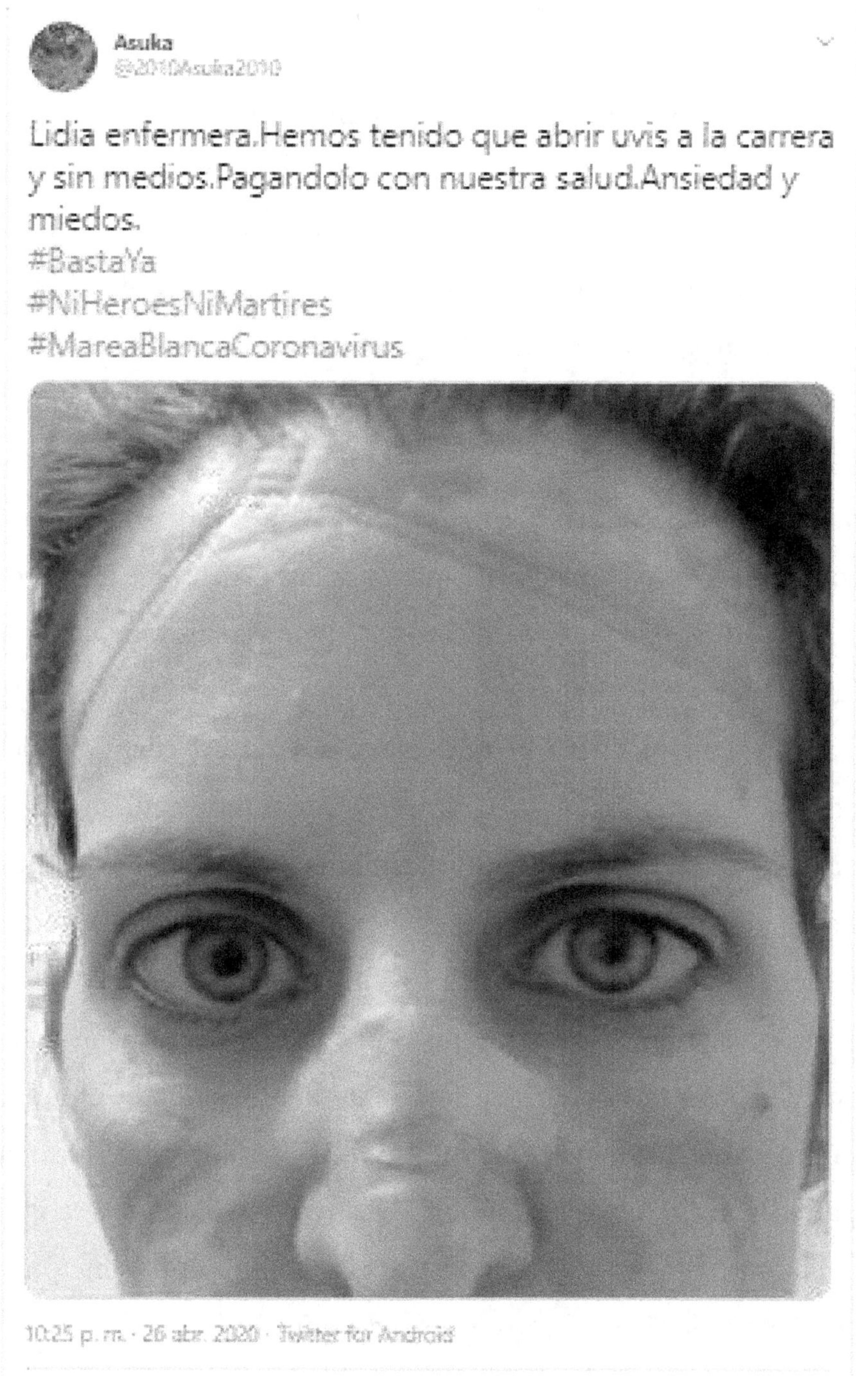

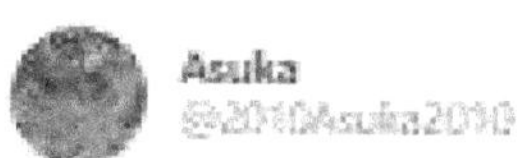

Ilustración 39 Tweet Ansiedad de Enfermera

Problemas de Sueño en el Personal Sanitario

Es conocido que, una vez superada la infancia, en que existe una mayor cantidad de horas de sueño que de vigilia, el organismo invierte esa proporción, necesitando alrededor de 8 horas diarias de sueño el resto de su vida.

Aunque a veces la administración del tiempo no es continuada, pudiéndose producir pérdidas y acumulaciones de sueño durante un tiempo, por ejemplo, en las "guardias" del personal sanitario, o cuando se realizan turnos continuados, los cuales recuperan esa pérdida de horas de dormir que se va "acumulando" compensándolo con un largo sueño.

Pero en el caso de que el sueño no se recupere los efectos que su pérdida provoca van a ir siendo cada vez más graves e importantes, viéndose afectado tanto la salud física y psicológica como las relaciones sociales; así se va a padecer agotamiento de la musculatura, mayor tendencia a padecer enfermedades, ya que el sistema inmune se sobre activa durante el sueño, además de las lesiones que pueda provocar la falta de atención, aumentando la posibilidad de padecer accidentes; igualmente y a nivel psicológico se va a producir una reducción en la capacidad de atención y concentración, con la aparición de pensamiento disperso y superficial.

Con respecto a las relaciones sociales, los demás van a darse cuenta de esta falta de sueño, y las consecuencias físicas y psicológicas que conlleva, y en función de eso van a reaccionar, a lo que hay que añadir que se suelen mostrar conductas de no querer compartir tiempo con los demás por el exceso de cansancio o irascibilidad cuando ha de interaccionar con otros, lo que va a traer como consecuencia que se vaya perdiendo el contacto social.

Los experimentos clásicos sobre privación del sueño por su parte muestran los devastadores efectos sobre la atención, el rendimiento y otras funciones cognitivas como el aprendizaje, incluso pudiendo poner en riesgo la salud mental de la persona, la cual después de días sin dormir se muestra cansada, agotada, pero también irritable, con momentos de euforia, con pensamientos paranoicos, pudiendo sufrir episodios psicóticos, y todo ello por no dormir bien.

Igualmente, la privación del sueño va a tener un importante efecto en la toma de decisiones según se desprende del estudio realizado desde el Centro de Investigación del Sueño de la Universidad de Loughborough (Inglaterra) (Horne, 2012).

Esto se ha evidenciado mediante experimentos con respecto a toma de decisiones sobre ganancias futuras, como por ejemplo con la técnica denominada Iowa

Gambling Task (Buelow & Suhr, 2009) con la que se puede apreciar la precisión en las decisiones adoptadas, en función de las variables establecidas por el experimentador, el cual manipula la cantidad de ganancias o pérdidas que puede tener en cada ensayo.

Cuatro son los ensayos posibles según el resultado establecido, de gran ganancia, de pequeña ganancia, de pequeña pérdida o de gran pérdida.

Una vez obtenida una línea base sobre su rendimiento, se administra este método pasadas unas horas de privación, normalmente por encima de 24 horas sin dormir, para observar la interferencia o no de la falta de sueño en la adopción de una decisión, mostrándose cómo se producen errores en la toma de decisión al comprar entre costes y beneficios, todo ello asociado a la falta de sueño.

Hay investigaciones como la llevada a cabo por la División de Neuropsiquiatría del Instituto Armado de Investigación Walter Reed; el Centro de Estudios Psiquiátricos de Maryland; el Departamento de Psiquiatría de la Universidad de Maryland; el Departamento de Radiología de la Facultad de Medicina, y el Departamento de Ciencias Ambientales de la Salud de la Facultad de Salud Pública e Higiene del Instituto de Medicina Johns Hopkins (EE.UU.) junto con el Instituto de Investigación Rotman y la Universidad de Toronto (Canadá) (Colten &

Altevogt, 2006) que indican que una privación de 49 horas provoca que los participantes opten por decisiones en donde se corre demasiado riesgo, tal y como lo haría una persona lesionada en el córtex prefrontal ventral.

Es decir, la falta de sueño no solo va a reducir las capacidades cognitivas, afectar a la emocionalidad, y entorpecer al sistema inmunitario, sino que además va a llevar a la persona a tomar "malas" decisiones, de ahí la importancia de mantener cierta regularidad y por lo menos las ocho horas de sueño diario.

Un comportamiento al que algunos profesionales de la salud no le da la justa importancia, considerando que mientras pueda tenerse en pie va a atender a su puesto con los pacientes, lo que lleva en algunos casos al agotamiento extremo de los mismos, ya que el organismo tiene recursos limitados y ha de reponerse tanto en cuanto a alimentación como a descanso se refiere.

Un aspecto que no debería de descuidarse, y organizarse turnos que permitan al personal sanitario seguir cumpliendo sus funciones con la mayor eficacia posible después de un sueño reparador, ya que de no hacerlo así se estaría poniendo en riesgo al propio trabajador además de incrementarse la posibilidad de cometer errores en aquellas tareas que realiza (@ElLiberalDiario, 2020) (ver Ilustración 40).

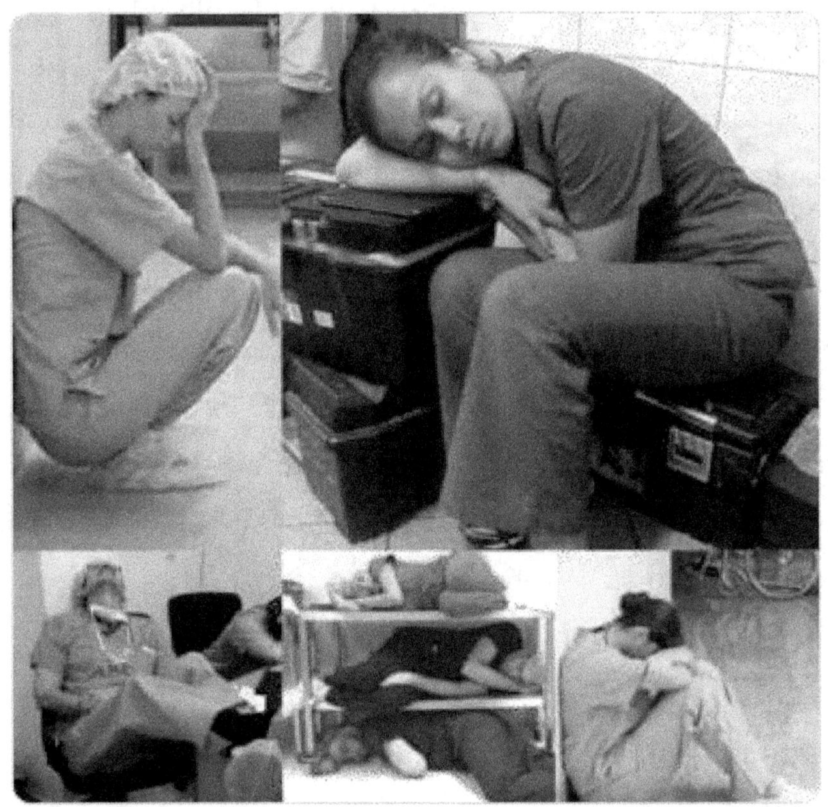

Ilustración 40 Tweet Enfermeras Durmiendo

Resiliencia en el Personal Sanitario

Si se habla del papel del estrés en el mundo emocional y sus consecuencias sobre el organismo se ha de hacer referencia a la resiliencia, el cual se ha convertido en un concepto clave en los últimos años en la psicología como modo de afrontamiento de la vida.

Si bien el término de resiliencia surgió del testimonio de los supervivientes de los casos más extremos a los que se puede someter a una persona, tal y como fueron los supervivientes de los campos de concentración de la Segunda Guerra Mundial, en donde se analizó por qué unos habían sobrevivido y otros no, y de los supervivientes, por qué unos conseguían "rehacer su vida" y otros estaban sumidos en la desesperación; y eso que todos habían vivido los mismos horrores de la guerra.

De este análisis y de testimonios como el de Víctor Frankl, quien desarrolló la logoterapia como método de afrontamiento de estas situaciones (Frankl, 2014) es de donde surgió esta especie de "fórmula" para sobreponerse a cualquier adversidad, algo que parece estar ligado con el carácter de la persona, pero también con su forma de pensar y de ver la vida.

Actualmente este concepto se emplea en terapia, no sólo para atender a las personas que han sobrevivido a situaciones extremas, sino para ayudar a las mismas a superar las dificultades diarias de la vida, encaminadas a reforzar esa resiliencia que todos tienen dentro.

La resiliencia por tanto es una capacidad que se puede aprender y desarrollar, y que tiene un papel fundamental a la hora de proteger a la persona, ya que todo el mundo está expuesto al estrés diario, pero con un desarrollo adecuado de la resiliencia se puede aprender a superar las dificultades que vayan surgiendo..

Tal y como se ha indicado el personal sanitario está expuesto a altos niveles de estrés, frustración e incluso a sufrir sintomatología depresiva, además de estar expuesto al bournout y a las agresiones por parte del paciente y de su familia, por todo lo anterior es preciso comprender la importancia de la Resiliencia, la cual se presenta como un protector ante el estrés laboral, siendo está definida como la capacidad de los seres humanos para adaptarse positivamente a situaciones adversas, pero ¿cuál es el papel de la resiliencia en el personal sanitario expuesto a una pandemia?

Esto es lo que se ha tratado de averiguar mediante la realización de una investigación por parte de la Escuela Universitaria Duke; junto con la Universidad Tecnológica de Nanyang y el Instituto Nacional de Salud Mental (Singapur) (Chang, Neo, & Fung, 2015).

Para comprobar el papel de la resiliencia en el ámbito de la salud en los casos en donde se ven sometidos a mayores niveles de estrés, se selecionó al personal sanitario encargado de atender a los pacientes más contagiosos, y cuya enfermedad por su virulencia ponían en peligro la vida de cualquiera que estuviese próximo sin la protección adecuada, tal es el caso del personal de enfermería que trabaja en la atención sanitaria ante una epidemia como la que se está viviendo en la actualidad.

Con este personal y sus familiares se llevaron a cabo dos investigaciones, en la primera participaron 30 enfermeros con edades comprendidas entre los 30 a 56 años y una media de 10 años de servicio a los cuales se les pasó una entrevista semiestructurada para comprobar su nivel de estrés y su experiencia al trabajar con el S.A.R.S. (siglas en inglés de Síndrome Respiratorio Agudo Grave).

Las respuestas fueron categorizadas en función de los términos más empleados por el personal de enfermería, las cuales intentaban definir su forma de pensar.

En el segundo estudio participaron 111 enfermeros y 78 de sus familiares; a todos ellos se les administraron tres pruebas, una escala de resiliencia familiar, una de resiliencia personal, y una tercera sobre su propio estado de la salud percibida.

Los resultados muestran en el primer experimento, que estas enfermeras se definían por un espíritu de sacrificio para con su familia, con una buena capacidad de gestión emocional, y unas fuertes convicciones religiosas; factores todos ellos incluidos en la resiliencia.

Con respecto al segundo estudio, se analizaron los resultados obtenidos, con lo que se pudo extraer factores que estaban implicados en la resiliencia en el ámbito familiar, el valor de la solidaridad en la familia, la capacidad de regulación emocional, las habilidades de manejo de la situación, y las creencias religiosas.

Comparando estos resultados con los anteriores, se puede concluir que la resiliencia individual puede ser predicha en función de la resiliencia familiar, es decir, la persona es capaz de superar hasta las más duras dificultades, si así se lo han enseñado en el ámbito familiar desde pequeño.

La aportación del estudio, es que incide en que la resiliencia se aprende en el ámbito familiar, no es que esta te prepare para "lo peor", pero sí que en este ámbito se desarrollan las habilidades necesarias para afrontar las dificultades de la vida diaria.

Una educación en donde se desarrolle la Inteligencia Emocional, se refuerce la autoestima, e incluso se cultiven valores espirituales, parecen estar en la base de un futuro adulto preparado para superar hasta las dificultades más complicadas que se pueden ir presentando en la vida.

Pero sin llegar a los extremos, estos pequeños, que crecen en una familia resiliente, van a estar mejor preparados para superar la frustración del fracaso, viéndolo como una oportunidad de aprender y crecer, y con ello facilitándole el camino hacia el éxito en aquello que se proponga.

De ahí la importancia de que los padres, primero aprendan qué es la resiliencia y cómo se cultiva, para luego poderlo expresar y compartir con sus hijos, para facilitarles de esa forma un mejor futuro para ello.

Listado de Ilustraciones

Referencias

@2010Asuka2010. (2020). Asuka en Twitter: 'Lidia enfermera.Hemos tenido que abrir uvis a la carrera y sin medios.Pagandolo con nuestra salud.Ansiedad y miedos. #BastaYa #NiHeroesNiMartires #MareaBlancaCoronavirus https://t.co/OWnhHKuphh' / Twitter. Retrieved 26 April 2020, from Twitter website: https://twitter.com/2010Asuka2010/status/12545068834755420 17

@Al_Jauregui_HVH. (2020). Albert Jauregui en Twitter: "Desde que era estudiante de medicina he sentido admiración por el colectivo de #enfermeria. Pero en éstos días de crisis por el #COVID19 me he dado cuenta de algo más. Los médicos curamos a los pacientes, pero #enfermeria es q. Retrieved 20 April 2020, from Twitter website: https://twitter.com/Al_Jauregui_HVH/status/12508727983498444 84

@AUGC_Comunica. (2020). AUGC Guardia Civil en Twitter: 'El Ejército español monta un hospital de campaña en 48 horas con 5.500 camas en el IFEMA'. Retrieved 15 April 2020, from Twitter website: https://twitter.com/AUGC_Comunica/status/12420190388192215 05

@Bastayamalaga2. (2020). Bastayamalaga en Twitter: 34 médicos han muerto en España por #Covid_19. Queremos rendir homenaje a todos ellos. DEP. Retrieved 27 April 2020, from Twitter website: https://twitter.com/Bastayamalaga2/status/12533783977550602 26

@CholutecaH. (2020). Choluteca Hoy en Twitter: 'Al menos la mitad del pueblo podría estar contagiado por ir a un entierro'. Retrieved 19 April 2020, from Twitter website: https://twitter.com/CholutecaH/status/1251296885907881984

@ColEnferMalaga. (2020). Col.EnfermeriaMalaga en Twitter: "El @COPORIENTAL pone a disposición de los profesionales sanitarios andaluces un teléfono gratuito para aquellos que necesiten de atención psicológica. ☎ 851 00 520 #COEMálaga

#enfermerasMálaga #COPAO https://t.co/mPJGuWz. Retrieved 26 April 2020, from Twitter website: https://twitter.com/ColEnferMalaga/status/1242072467583250433

@CSIC. (2020). CSIC en Twitter: "El nuevo #coronavirus se llama SARS-CoV-2 y la enfermedad que causa es la COVID-19 (Coronavirus Disease 2019). En la imagen, virus de la familia Coronaviridae, a la que pertenece el nuevo coronavirus. (Foto tomada por el virólogo Luis En. Retrieved 4 April 2020, from https://twitter.com/CSIC/status/1236045267947970561

@ElLiberalDiario. (2020). El Liberal Diario en Twitter: Enorme trabajo están realizando los médicos italianos intentando contener la enorme cantidad de infectados que provocó el Coronavirus en el país. Días sin dormir han pasado algunos y otros, lamentablemente, se han inf. Retrieved 27 April 2020, from Twitter website: https://twitter.com/ElLiberalDiario/status/1239009235280814080

@EPinternacional. (2020). EP Internacional en Twitter: 'El pleno del Parlamento Europeo se suma al aplauso a los trabajadores sanitarios frente al #coronavirus https://t.co/7WGSPF3aDR' / Twitter. Retrieved 21 April 2020, from Twitter website: https://twitter.com/EPinternacional/status/1250867355246264320

@estrelladigital. (2020). estrelladigital.es en Twitter: "Madrid ha iniciado la reincorporación de médicos jubilados menores de 70 años, la contratación de aprobados sin plaza en el MIR, así como de alumnos de último curso de Medicina y de Enfermería entre otras medidas https://t. Retrieved 15 April 2020, from Twitter website: https://twitter.com/estrelladigital/status/1240756201446612996

@FuerzasDelOrden. (2020). Antidisturbios ?? en Twitter: 'Identificado el hombre que pintó "rata contagiosa" en el coche de una sanitaria ??? https://t.co/zz5TmtXq3W via @SquidAppES https://t.co/NR6toDdhwx' / Twitter. Retrieved 18 April 2020, from Twitter website: https://twitter.com/FuerzasDelOrden/status/12512370477523271

@isanidad. (2020). iSanidad en Twitter: 'Sanidad cancela los congresos y encuentros de profesionales sanitarios por el coronavirus @sanidadgob @salvadorilla #Coronavirus https://t.co/57i6xfDxnV' / Twitter. Retrieved 15 April 2020, from Twitter website: https://twitter.com/isanidad/status/1235127894814396418

@JLo_RxM. (2020). Chogüe☘ en Twitter: "Los Médicos y enfermeros han atendido a los infectados con su indumentaria habitual del hospital. La situación y la gravedad de este virus tan violentamente infeccioso o contagioso obligaba a equiparse con indumentaria especial y esp. Retrieved 16 April 2020, from Twitter website: https://twitter.com/JLo_RxM/status/1249489139948326913

@Medicilio. (2020). Dra. Elena Casado Pineda en Twitter: "Me llamo Elena soy médico Anestesióloga.Hay más de 31000 infectados y más de 50 muertos.Estoy harta de trabajar sin recursos y sin respeto. De no ver a mi familia por miedo a contagiarles. Exijo condiciones dignas y s. Retrieved 26 April 2020, from Twitter website: https://twitter.com/Medicilio/status/1254478344315441156

@moedetriana. (2020). Moe de Triana en Twitter: "Holanda quiere dejar morir a sus ancianos; Francia no cuenta los muertos fuera de los hospitales; Alemania únicamente cifra las víctimas sin patologías previas... porque el asco tampoco entiende de fronteras. https://t.co/V5N2H4. Retrieved 19 April 2020, from Twitter website: https://twitter.com/moedetriana/status/1243532765175349248

@Newtral. (2020). Newtral en Twitter: 'Mascarillas, viseras e incluso respiradores. Miles de personas con impresoras 3D están intentando ayudar al personal sanitario creando material EPI en sus casas. https://t.co/lSVH3rjmMF https://t.co/peyLSQDWDP' / Twitter. Retrieved 4 April 2020, from https://twitter.com/Newtral/status/1244782470580576257

@OMC_Espana. (2020a). Organización Médica Colegial #NiUnDiaMas en Twitter: 'INSISTIMOS #NiUnDiaMas ? 25.000 sanitarios infectados 15,45 % del total → https://t.co/bkxW3GgS0V #Covid19

#coronavirus #sanitarios #médicos #médicas #NiUnTestDeMenos https://t.co/zQl3VfhUML'. Retrieved 18 April 2020, from Twitter website: https://twitter.com/OMC_Espana/status/1249068340250849280

@OMC_Espana. (2020b). Organización Médica Colegial #NiUnDiaMas en Twitter: 'La @Policia respalda a los sanitarios amenazados y advierte de posibles conductas delictivas https://t.co/oKVLnALNea #cuidaraquienesnoscuidan' / Twitter. Retrieved 18 April 2020, from Twitter website: https://twitter.com/OMC_Espana/status/1251056290224373763

@psiquiatriacom. (2020). Psiquiatria.com en Twitter: ''Le dije: "Todo va a salir bien", y le fallé. Bajé a la calle a llorar´ https://t.co/sIlL0bh9YE https://t.co/0CjArDWSqc' / Twitter. Retrieved 26 April 2020, from Twitter website: https://twitter.com/psiquiatriacom/status/1248177603313307649

@radio_angelica. (2020). Radio Angélica 99.7 en Twitter: "Desde la aparición de primeros casos de coronavirus en diciembre de 2019, pasando por la declaración de pandemia de la OMS hasta superar ampliamente la barrera del millón de infectados, el nuevo SARS-CoV-2 puso en jaque al. Retrieved 15 April 2020, from Twitter website: https://twitter.com/radio_angelica/status/1249674790983655427

@radioyskl. (2020). Radio YSKL en Twitter: "El director de la Organización Mundial de la Salud (OMS), Tedros Adhanom Ghebreyesus, anunció que se cambió el nombre del coronavirus a 'COVID-19'. Una abreviación de la enfermedad que causó la muerte de más de 1.000 personas. La p. Retrieved 4 April 2020, from https://twitter.com/radioyskl/status/1227296755986903040

@Renzo_Utili. (2020). Renzo en Twitter: '??? ITALIA aisla en rígida Cuarentena a 16 Millones de personas, nadie podrá salir o entrar solo por motivos muy urgentes: mapa https://t.co/jOCVj3DtrS' / Twitter. Retrieved 4 April 2020, from https://twitter.com/Renzo_Utili/status/1236620725018116101

@shildalys. (2020). ☪hildaly☪ en Twitter: "#coronoavirus 24 d enero 2020: #China pone en cuarentena 8 ciudades más en la provincia d

Hubei, atrapando a 35 millones de residentes en sus ciudades. Al cierre d esta edición, 2019-nCoV ha matado a 26 pacientes, todos en China. En. Retrieved 4 April 2020, from https://twitter.com/shildalys/status/12208676545604689998

@UNICEF_CLM. (2020). UNICEF ComitéCLM en Twitter: 'Enfermeros, médicos, auxiliares, celadores… El aplauso más largo del mundo para todos los trabajadores sanitarios ¡GRACIAS! https://t.co/oW4F45T1em' / Twitter. Retrieved 11 April 2020, from Twitter website: https://twitter.com/UNICEF_CLM/status/1248309973148467202

Abarca Cidon, J. (2020a). Buenos dias. Seguimos con nuestras cronicas de la guerra contra el CV en HM hospitales. LinkedIn. Retrieved 18 April 2020, from LinkedIn website: https://www.linkedin.com/posts/juan-abarca-cidon-b7b72122_buenos-dias-seguimos-con-nuestras-cronicas-activity-66458960014756753409-HbNs/

Abarca Cidon, J. (2020b). Buenos dias del domingo 15 de marzo LinkedIn. Retrieved 18 April 2020, from LinkedIn website: https://www.linkedin.com/posts/juan-abarca-cidon-b7b72122_buenos-dias-del-domingo-15-de-marzo-ayer-activity-6644846287227355136-1R6W/

Abarca Cidon, J. (2020c). Parte de guerra contra el coronavirus en HM en Madrid a dia 11 de marzo del 2020 LinkedIn. Retrieved 18 April 2020, from LinkedIn website: https://www.linkedin.com/posts/juan-abarca-cidon-b7b72122_parte-de-guerra-contra-el-coronavirus-en-activity-6643392899729891328-dITO/

Abarca Cidon, J. (2020d). Parte de guerra contra el coronavirus en HM hospitales del dia 12 de marzo. LinkedIn. Retrieved 18 April 2020, from LinkedIn website: https://www.linkedin.com/posts/juan-abarca-cidon-b7b72122_parte-de-guerra-contra-el-coronavirus-en-activity-6643717774260609024-6Af1/

Abarca Cidon, J. (2020e). Parte de guerra contra el CV de HM Hospitales del 1-04 LinkedIn. Retrieved 18 April 2020, from LinkedIn website: https://www.linkedin.com/posts/juan-abarca-cidonb7b72122_parte-de-guerra-contra-el-cv-de-hm-hospitales-activity-6650969737582923776-5iT8/

Abarca Cidon, J. (2020f). Parte de guerra contra el CV del 07-04 en HM Hospitales. LinkedIn. Retrieved 18 April 2020, from LinkedIn website: https://www.linkedin.com/posts/juan-abarca-cidon-b7b72122_parte-de-guerra-contra-el-cv-del-07-04-en-activity-6653145817328812032-sX03/

Abarca Cidon, J. (2020g). Parte de guerra contra el CV del 25 de marzo en HM hospitales LinkedIn. Retrieved 18 April 2020, from LinkedIn website: https://www.linkedin.com/posts/juan-abarca-cidon-b7b72122_parte-de-guerra-contra-el-cv-del-25-de-marzo-activity-6648433954376433664-uGz9/

Abarca Cidon, J. (2020h). Parte de guerra contra el CV del 27-03 LinkedIn. Retrieved 18 April 2020, from LinkedIn website: https://www.linkedin.com/posts/juan-abarca-cidon-b7b72122_parte-de-guerra-contra-el-cv-del-27-03-un-activity-6649167955412172800-rwck/

Abarca Cidon, J. (2020i). Parte de guerra contra el CV del lunes 23-03 LinkedIn. Retrieved 18 April 2020, from LinkedIn website: https://www.linkedin.com/posts/juan-abarca-cidon-b7b72122_parte-de-guerra-contra-el-cv-del-lunes-23-activity-6647702326834540545-ZPcn/

Abarca Cidon, J. (2020j). Parte de guerra contra el CV en HM hospitales del 12-04 LinkedIn. Retrieved 18 April 2020, from LinkedIn website: https://www.linkedin.com/posts/juan-abarca-cidon-b7b72122_parte-de-guerra-contra-el-cv-en-hm-hospitales-activity-6654981161456140288-DOkf/

Abarca Cidon, J. (2020k). Parte de guerra contra el CV en HM Hospitales del 16-04. Retrieved 18 April 2020, from LinkedIn website: https://www.linkedin.com/posts/juan-abarca-cidon-b7b72122_parte-de-guerra-contra-el-cv-en-hm-hospitales-activity-6656407723212701696-s0la/

Abarca Cidon, J. (2020l). Parte de guerra de HM Hospitales contra el CV del 13-04 LinkedIn. Retrieved 18 April 2020, from LinkedIn website: https://www.linkedin.com/posts/juan-abarca-cidon-b7b72122_parte-de-guerra-de-hm-hospitales-contra-activity-6655318834830024704-CLiL/

Abarca Cidon, J. (2020m). Un dia mas en la guerra contra el CV en HM. Posiblemente, hoy dia 17-03 LinkedIn. Retrieved 18 April 2020, from LinkedIn website: https://www.linkedin.com/posts/juan-abarca-cidon-b7b72122_un-dia-mas-en-la-guerra-contra-el-cv-en-hm-activity-6645528471470776320-EDU0/

Alexi, N. A., & Kathleen A. Moore. (2016). Seeking help for mental illness: A qualitative study among Greek-Australians and Anglo-Australians. *Hellenic Journal of Psychology, 13*(1), 1–12. https://doi.org/10.13140/RG.2.2.16012.87687

Angelidis, A., Solis, E., Lautenbach, F., van der Does, W., & Putman, P. (2019). I'm going to fail! Acute cognitive performance anxiety increases threat-interference and impairs WM performance. *PLoS ONE, 14*(2). https://doi.org/10.1371/journal.pone.0210824

Azeem, D. S. M. (2013). Conscientiousness, Neuroticism and Burnout among Healthcare Employees. *International Journal of Academic Research in Business and Social Sciences, 3*(7). https://doi.org/10.6007/ijarbss/v3-i7/68

Baldonedo-Mosteiro, M., Almeida, M. C. dos S., Baptista, P. C. P., Sánchez-Zaballos, M., Rodriguez-Diaz, F. J., & Mosteiro-Diaz, M. P. (2019). Burnout syndrome in Brazilian and Spanish nursing workers. *Revista Latino-Americana de Enfermagem, 27*. https://doi.org/10.1590/1518-8345.2818.3192

Barkham, M., Bewick, B., Mullin, T., Gilbody, S., Connell, J., Cahill, J., … Evans, C. (2013). The CORE-10: A short measure of psychological distress for routine use in the psychological therapies. *Counselling and Psychotherapy Research, 13*(1), 3–13. https://doi.org/10.1080/14733145.2012.729069

Buelow, M. T., & Suhr, J. A. (2009, March 5). Construct validity of the Iowa gambling task. *Neuropsychology Review*, Vol. 19, pp. 102–114. https://doi.org/10.1007/s11065-009-9083-4

Cassady, J. C., & Johnson, R. E. (2002). Cognitive test anxiety and academic performance. *Contemporary Educational Psychology, 27*(2), 270–295.

Chang, W. C., Neo, A. H. C., & Fung, D. (2015). In Search of Family Resilience. *Psychology, 06*(13), 1594–1607. https://doi.org/10.4236/psych.2015.613157

Colten, H. R., & Altevogt, B. M. (2006). Sleep disorders and sleep deprivation: An unmet public health problem. In *Sleep Disorders and Sleep Deprivation: An Unmet Public Health Problem.* https://doi.org/10.17226/11617

Consejo General de Enfermeria. (2019). Estadística de Agresiones. Retrieved 19 April 2020, from Web del Consejo General de Enfermeria website: https://www.consejogeneralenfermeria.org/observatorio-enfermero/agresiones/estadistica-de-agresiones

Cortini, M., Pivetti, M., & Cervai, S. (2016). Learning Climate and Job Performance among Health Workers. A Pilot Study. *Frontiers in Psychology, 7*(OCT), 1644. https://doi.org/10.3389/fpsyg.2016.01644

Derryberry, D., & Reed, M. A. (2002). Anxiety-related attentional biases and their regulation by attentional control. *Journal of Abnormal Psychology, 111*(2), 225–236. https://doi.org/10.1037/0021-843X.111.2.225

Egloff, B., Schwerdtfeger, A., & Schmukle, S. C. (2005). Temporal stability of the Implicit Association Test-Anxiety. *Journal of Personality Assessment, 84*(1), 82–88. https://doi.org/10.1207/s15327752jpa8401_14

Eurostat. (2020). Healthcare resource statistics - beds - Statistics Explained. Retrieved 16 April 2020, from Web Eurostat website: https://ec.europa.eu/eurostat/statistics-explained/index.php/Healthcare_resource_statistics_-_beds

Frankl, V. E. (2014). *The will to meaning: Foundations and applications of logotherapy.* Penguin.

Garrie, A. J., Goel, S., & Forsberg, M. M. (2016). Medical Students'

Perceptions of Dementia after Participation in Poetry Workshop with People with Dementia. *International Journal of Alzheimer's Disease, 2016*. https://doi.org/10.1155/2016/2785105

Greenwald, A. G., McGhee, D. E., & Schwartz, J. L. K. (1998). Measuring individual differences in implicit cognition: The implicit association test. *Journal of Personality and Social Psychology, 74*(6), 1464–1480. https://doi.org/10.1037/0022-3514.74.6.1464

Health Consumer Powerhouse Ltd. (2018). Euro Health Consumer Index 2018. Retrieved 16 April 2020, from Web Health Consumer Powerhouse Ltd website: https://healthpowerhouse.com/publications/#200118

Heath, P. J., Seidman, A. J., Vogel, D. L., Cornish, M. A., & Wade, N. G. (2017). Help-seeking stigma among men in the military: The interaction of restrictive emotionality and distress. *Psychology of Men and Masculinity, 18*(3), 193–197. https://doi.org/10.1037/men0000111

Henry, J. D., & Crawford, J. R. (2005). The short-form version of the Depression anxiety stress scales (DASS-21): Construct validity and normative data in a large non-clinical sample. *British Journal of Clinical Psychology, 44*(2), 227–239. https://doi.org/10.1348/014466505X29657

Horne, J. (2012, November 1). Working throughout the night: Beyond 'sleepiness' - impairments to critical decision making. *Neuroscience and Biobehavioral Reviews*, Vol. 36, pp. 2226–2231. https://doi.org/10.1016/j.neubiorev.2012.08.005

Horowitz, M., Wilner, N., & Alvarez, W. (1979). Impact of Event Scale: A measure of subjective stress. *Psychosomatic Medicine, 41*(3), 209–218.

Hübner, G., Mohs, A., & Petersen, L. E. (2014). The Role of Attitude Strength in Predicting Organ Donation Behaviour by Implicit and Explicit Attitude Measures. *Open Journal of Medical Psychology, 03*(05), 355–363. https://doi.org/10.4236/ojmp.2014.35037

Instituto de Salud Carlos III. (2020). Situación de COVID-19 o Coronavirus en España. Retrieved 15 April 2020, from Web

Instituto de Salud Carlos III website: https://covid19.isciii.es/

Iwata, N., Mishima, N., Shimizu, T., Mizoue, T., Fukuhara, M., Hidano, T., & Spielberger, C. D. (1998). Positive and negative affect in the factor structure of the State-Trait Anxiety Inventory for Japanese workers. *Psychological Reports, 82*(2), 651–656. https://doi.org/10.2466/pr0.1998.82.2.651

Jung, K., Shavitt, S., Viswanathan, M., & Hilbe, J. M. (2014). Female hurricanes are deadlier than male hurricanes. *Proceedings of the National Academy of Sciences of the United States of America, 111*(24), 8782–8787. https://doi.org/10.1073/pnas.1402786111

Junta de Andalucía. (2019). Anteproyecto de Ley de reconocimiento de autoridad del profesorado. Retrieved 18 April 2020, from Web de la Junta de Andalucía website: https://www.juntadeandalucia.es/servicios/normas-elaboracion/detalle/171905.html

Khaleghparast, S., Joolaee, S., Maleki, M., Peyrovi, H., Ghanbari, B., & Bahrani, N. (2016). Visiting hour's policies in intensive care units: Exploring participants' views. *International Journal of Medical Research \& Health Sciences, 5*(5), 322–328.

Krauth, C., Stahmeyer, J. T., Petersen, J. J., Freytag, A., Gerlach, F. M., & Gensichen, J. (2014). Resource Utilisation and Costs of Depressive Patients in Germany: Results from the Primary Care Monitoring for Depressive Patients Trial. *Depression Research and Treatment, 6,* 730–891. https://doi.org/10.1155/2014/730891

Lana, A., Baizán, E. M., Faya-Ornia, G., & López, M. L. (2015). Emotional intelligence and health risk behaviors in nursing students. *Journal of Nursing Education, 54*(8), 464–467.

Maslach, C, & Jackson, S. (1997). Inventário "Burnout" de Maslach. In TEA Ediciones (Ed.), *MBI- Inventário "Burnout" de Maslach.* Madrid.

Maslach, Christina, & Jackson, S. E. (1981). The measurement of experienced burnout. *Journal of Organizational Behavior, 2*(2), 99–113. https://doi.org/10.1002/job.4030020205

O.M.S. (2020a). Hospital beds per 100 000 - European Health Information Gateway. Retrieved 15 April 2020, from Web O.M.S. website: https://gateway.euro.who.int/en/indicators/hfa_476-5050-hospital-beds-per-100-000/visualizations/#id=34379

O.M.S. (2020b). Preguntas y respuestas sobre la enfermedad por coronavirus (COVID-19). Retrieved 18 April 2020, from Web de la O.M.S. website: https://www.who.int/es/emergencies/diseases/novel-coronavirus-2019/advice-for-public/q-a-coronaviruses

O.N.U. (2014). La OMS y UNICEF son las agencias más respetadas en el mundo. Retrieved 20 March 2020, from Noticias ONU website: https://news.un.org/es/story/2014/05/1301751

O'Connor, M. L., & McFadden, S. H. (2010). Development and Psychometric Validation of the Dementia Attitudes Scale. *International Journal of Alzheimer's Disease, 2010*. https://doi.org/10.4061/2010/454218

Odriozola-González, P., Planchuelo-Gómez, Á., Irurtia-Muñiz, M. J., & Luis-García, R. de. (2020). Psychological symptoms of the outbreak of the COVID-19 crisis and confinement in the population of Spain. *Pre-Print*. https://doi.org/10.31234/OSF.IO/MQ4FG

OECD/European Observatory on Health Systems and Policies. (2019). *España: Perfil sanitario nacional 2019, State of Health in the EU*. Retrieved from http://www.oecd.org/health/Country-

Poon, S. T. F. (2016). Identifying and Comparing Mystery and Honesty as Emotional Branding Values in Brand Personality Design. *International Journal Of Recent Scientific Research, 7*(3), 9241–9248.

Putman, P., Verkuil, B., Arias-Garcia, E., Pantazi, I., & Van Schie, C. (2014). EEG theta/beta ratio as a potential biomarker for attentional control and resilience against deleterious effects of stress on attention. *Cognitive, Affective and Behavioral Neuroscience, 14*(2), 782–791. https://doi.org/10.3758/s13415-013-0238-7

Ross, V., Sankaranarayanan, A., Lewin, T. J., & Hunter, M. (2016). Mental health workers' views about their suicide prevention role. *Psychology, Community & Health, 5*(1), 1–15. https://doi.org/10.5964/pch.v5i1.174

Salovey, P., & Mayer, J. D. (1990). Emotional Intelligence. *Imagination, Cognition and Personality, 9*(3), 185–211. https://doi.org/10.2190/DUGG-P24E-52WK-6CDG

Selye, H. (1946). The General Adaptation Syndrome and the Diseases of Adaptation. *The Journal of Clinical Endocrinology & Metabolism, 6*(2), 117–230. https://doi.org/10.1210/jcem-6-2-117

Smith, J. A., & Shinebourne, P. (2012). *Interpretative phenomenological analysis.* American Psychological Association.

Spielberger, C. D., Gorsuch, R. L., & Lushene, R. E. (1970). *Manual for the State-Trait Anxiety Inventory.*

Sriwijitalai, W., & Wiwanitkit, V. (2020). COVID-19 in forensic medicine unit personnel: Observation from Thailand. *Journal of Forensic and Legal Medicine, 72*, 101964. https://doi.org/10.1016/j.jflm.2020.101964

Thomson, W. (2014). The Head Stands Accused by the Heart! — Depression and Premature Death from Ischaemic Heart Disease. *Open Journal of Depression, 03*(02), 33–40. https://doi.org/10.4236/ojd.2014.32008

van den Bos, R., Jolles, J. W., & Homberg, J. (2013, June 5). Social modulation of decision-making: A cross-species review. *Frontiers in Human Neuroscience*, Vol. 7, p. 301. https://doi.org/10.3389/fnhum.2013.00301

Vogel, D. L., Wade, N. G., & Haake, S. (2006). Measuring the self-stigma associated with seeking psychological help. *Journal of Counseling Psychology, 53*(3), 325–337. https://doi.org/10.1037/0022-0167.53.3.325

Werneke, U., Goldberg, D. P., Yalcin, I., & Üstün, B. T. (2000). The stability of the factor structure of the general health questionnaire. *Psychological Medicine, 30*(4), 823–829. https://doi.org/10.1017/S0033291799002287

Wester, S. R., Vogel, D. L., O'Neil, J. M., & Danforth, L. (2012). Development and evaluation of the Gender Role Conflict Scale Short Form (GRCS-SF). *Psychology of Men and Masculinity, 13*(2), 199–210. https://doi.org/10.1037/a0025550

World Meteorological Organization. (2020). Tropical Cyclone Naming. Retrieved 7 March 2020, from https://public.wmo.int/en/About-us/FAQs/faqs-tropical-cyclones/tropical-cyclone-naming

Wynants, L., Van Calster, B., Bonten, M. M. J., Collins, G. S., Debray, T. P. A., De Vos, M., … van Smeden, M. (2020). Prediction models for diagnosis and prognosis of covid-19 infection: systematic review and critical appraisal. *BMJ (Clinical Research Ed.), 369*, m1328. https://doi.org/10.1136/bmj.m1328

Conclusiones

Con esta obra se ha querido presentar de forma clara y concisa la vivencia del personal sanitario cuando se ha de enfrentar ante la adversidad, como ante la actual crisis de salud, haciendo especial hincapié en los aspectos psicológicos, ya que van a estar sometidos a altos niveles de estrés, aspecto que unido a factores de personalidad puede facilitar la aparición de problemas de salud mental.

Igualmente se informa sobre las medidas para la prevención de este tipo de problemas como las adoptadas por los Colegios Oficiales de Psicológos, así como la importancia de la resiliencia en estos momentos.

Por último aprovechar para agradecer la labor que realizan, indispensable y fundamental para poder afrontar y superar una situación tan grave como es una pandemia, mediante un sentido homenaje hacia el personal sanitario que ha perdido su vida mientras trataba de salvar la de los demás (@Bastayamalaga2, 2020) (verIlustración *41*).

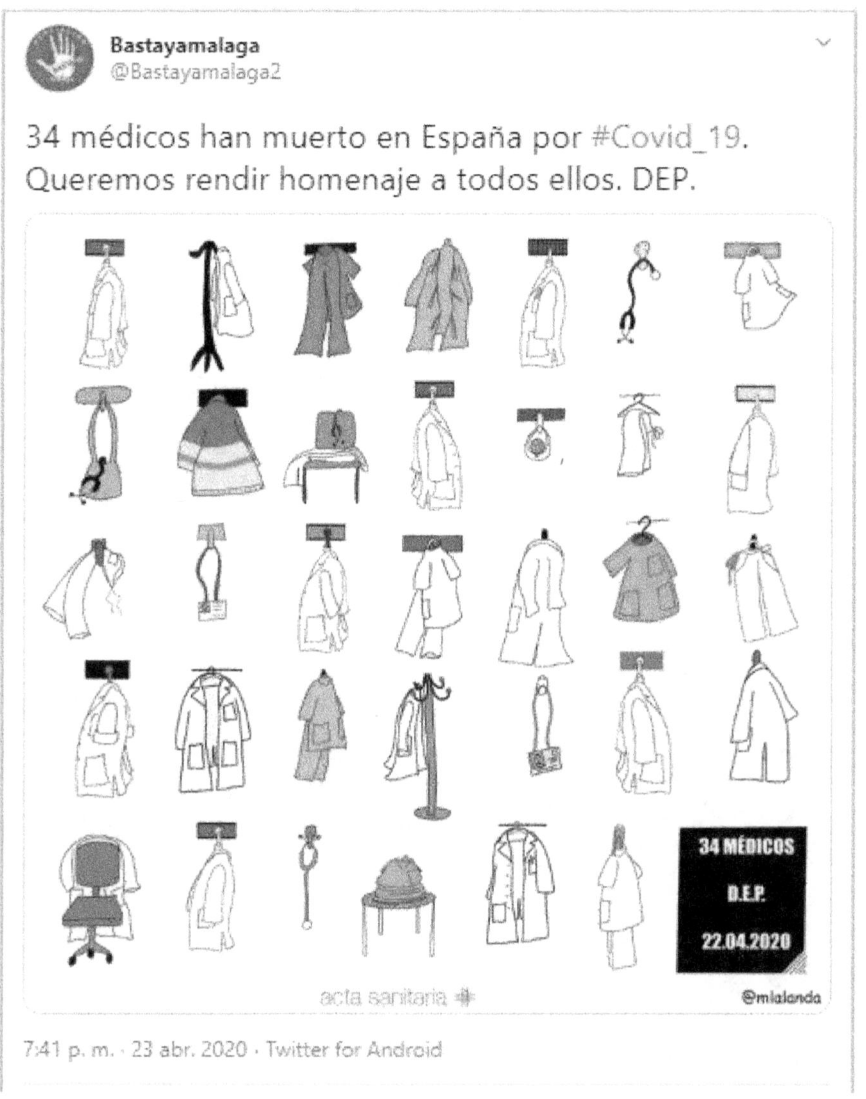

Ilustración 41 Tweet Homenaje a Médicos